엄마가 만들어 주는 태교 컬러링 동화

꽃씨를 닮은 아가에게

지은이 김현

학교에서 디자인을 공부하고 그림작가 굴리굴리(goolygooly)로 작품 활동을 시작했다.
두 아이의 아빠가 되면서부터 맑은 색감과 개성 있는 캐릭터가 가득한
그림책 작업에 몰두했고, 2000년 한국출판미술대전에서 특별상을 받기도 했다.
TV 광고와 상품 패키지 콜라보레이션 작업, 굴리굴리 캐릭터 제품 등으로 대중적인 사랑을 받고 있다.
그린 책으로는《굴리굴리 프렌즈 컬러링북》,《내 사과 누가 먹었지?》,《찾아봐 찾아봐》,《뽀뽀쪽》,
《코~자자, 코~자》등이 있고, 2014년부터 매년 12월에 굴리굴리 캘린더 아트북을 출간하고 있다.

꽃씨를 닮은 아가에게
: 엄마가 만들어 주는 태교 컬러링 동화

초판 발행 2017년 2월 10일
5쇄 발행 2021년 9월 15일

지은이 김현 / **펴낸이** 김태헌
총괄 임규근 / **책임편집** 권형숙 / **기획·편집** 김지수 / **디자인** 나무나무디자인
영업 문윤식, 조유미 / **마케팅** 박상용, 손희정, 박수미 / **제작** 박성우, 김정우

펴낸곳 한빛라이프 / **주소** 서울시 서대문구 연희로2길 62
전화 02-336-7129 / **팩스** 02-325-6300
등록 2013년 11월 14일 제25100-2017-000059호 / **ISBN** 979-11-85933-57-3 14590 / 979-11-85933-48-1 (세트)

한빛라이프는 한빛미디어(주)의 실용 브랜드로 우리의 일상을 환히 비추는 책을 펴냅니다.

이 책에 대한 의견이나 오탈자 및 잘못된 내용에 대한 수정 정보는 한빛미디어(주)의 홈페이지나 아래 이메일로
알려 주십시오. 잘못된 책은 구입하신 서점에서 교환해 드립니다. 책값은 뒤표지에 표시되어 있습니다.
한빛미디어 홈페이지 www.hanbit.co.kr / 이메일 ask_life@hanbit.co.kr
한빛라이프 페이스북 facebook.com/goodtipstoknow / 포스트 post.naver.com/hanbitstory

Published by HANBIT Media, Inc. Printed in Korea
Copyright © 2017 김현 & HANBIT Media, Inc.
이 책의 저작권은 김현과 한빛미디어(주)에 있습니다.
저작권법에 의해 보호를 받는 저작물이므로 무단 복제 및 무단 전재를 금합니다.

지금 하지 않으면 할 수 없는 일이 있습니다.
책으로 펴내고 싶은 아이디어나 원고를 메일(writer@hanbit.co.kr)로 보내 주세요.
한빛라이프는 여러분의 소중한 경험과 지식을 기다리고 있습니다.

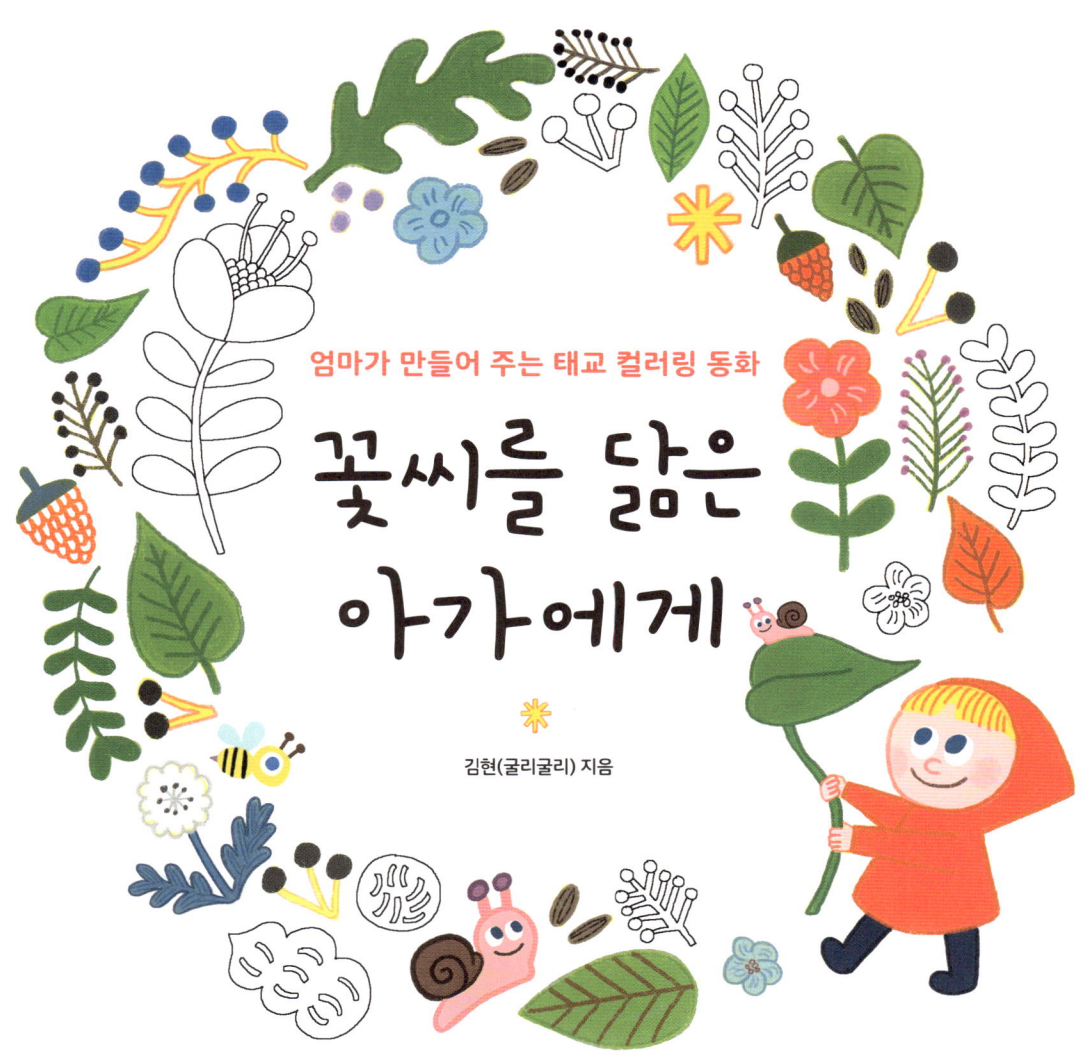

엄마가 만들어 주는 태교 컬러링 동화

꽃씨를 닮은 아가에게

김현(굴리굴리) 지음

한빛라이프

작은 씨앗이 사계절 아름다운 숲을 만들어가듯

배 속의 아기도 무한한 가능성을 품고 세상에 태어날 것입니다.

봄의 무지갯빛, 여름의 초록, 가을의 단풍, 겨울의 순백.

계절의 색을 칠하는 동안 엄마의 설레는 마음이 아기에게 전해집니다.

아기가 태어난 후에는 함께 앉아 펼쳐 보며

자연의 아름다운 빛깔에 대해 이야기해 보세요.

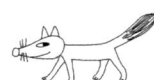

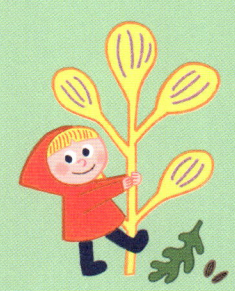

꽃씨를 닮은 우리 아기
_____ 에게

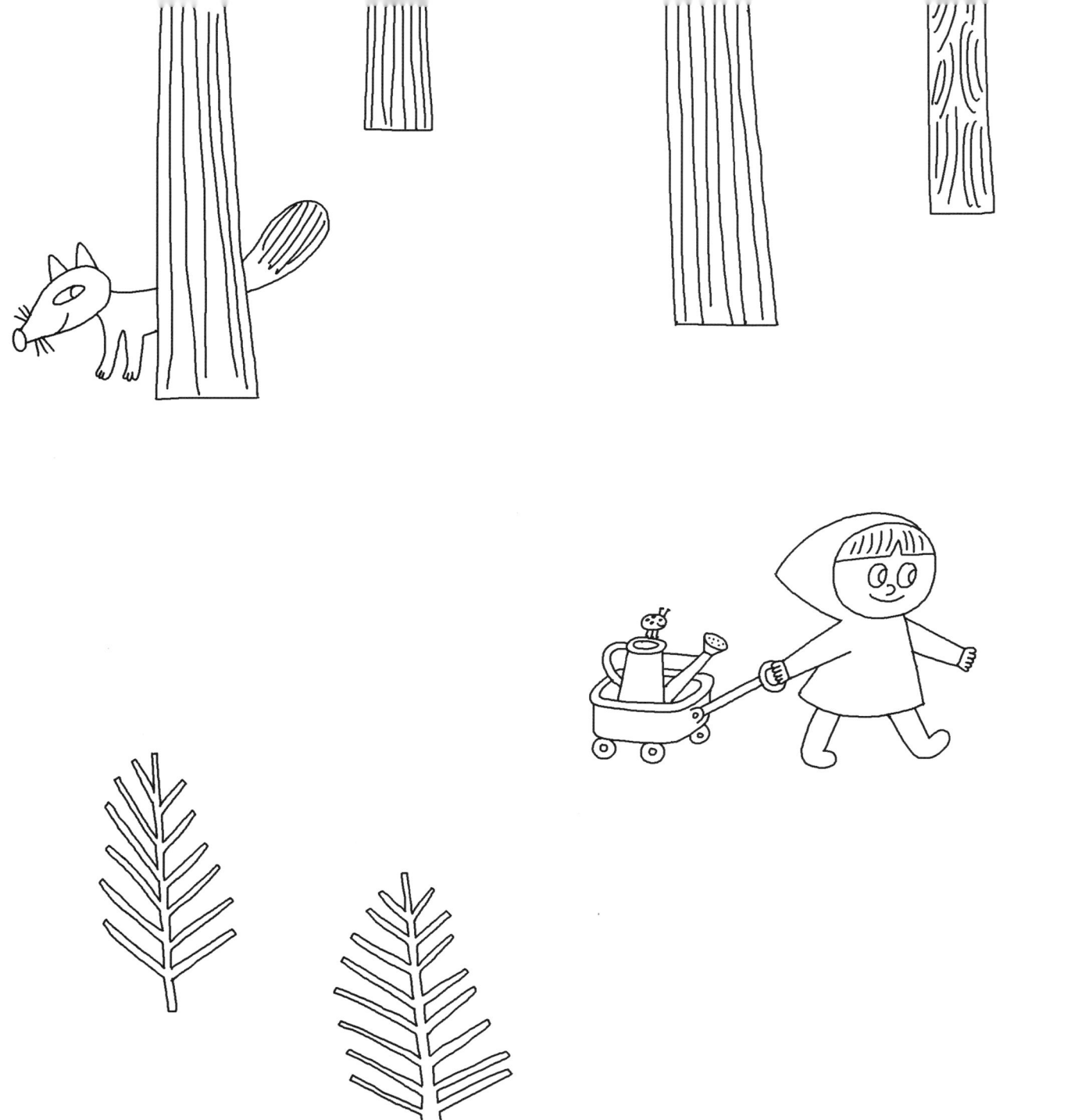

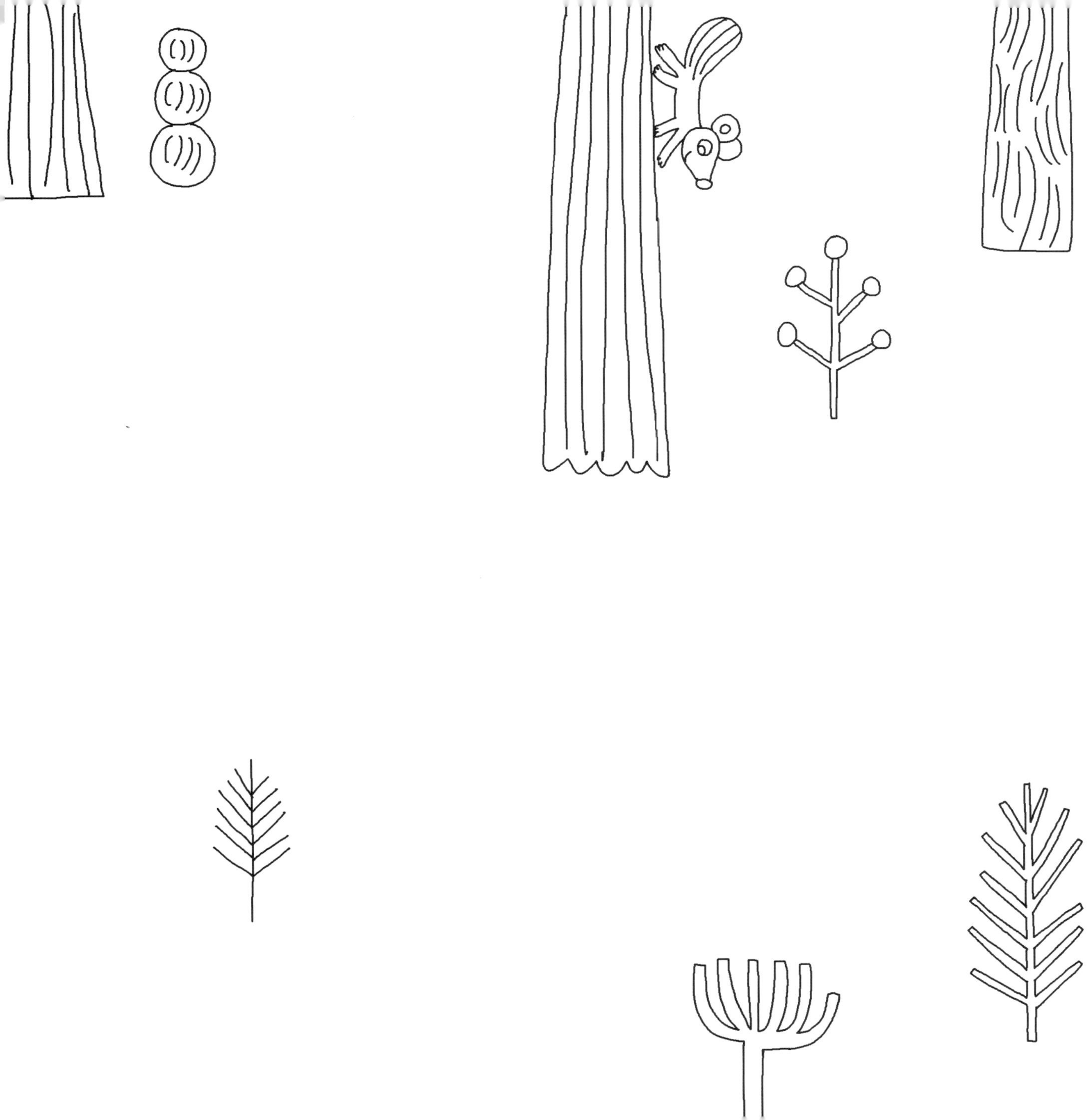

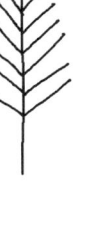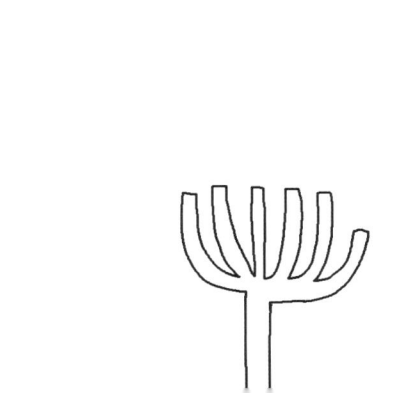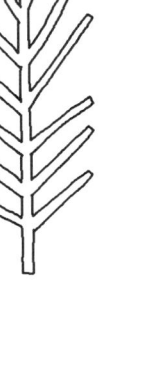

봄날 아침
작은 씨앗을 심었어요.

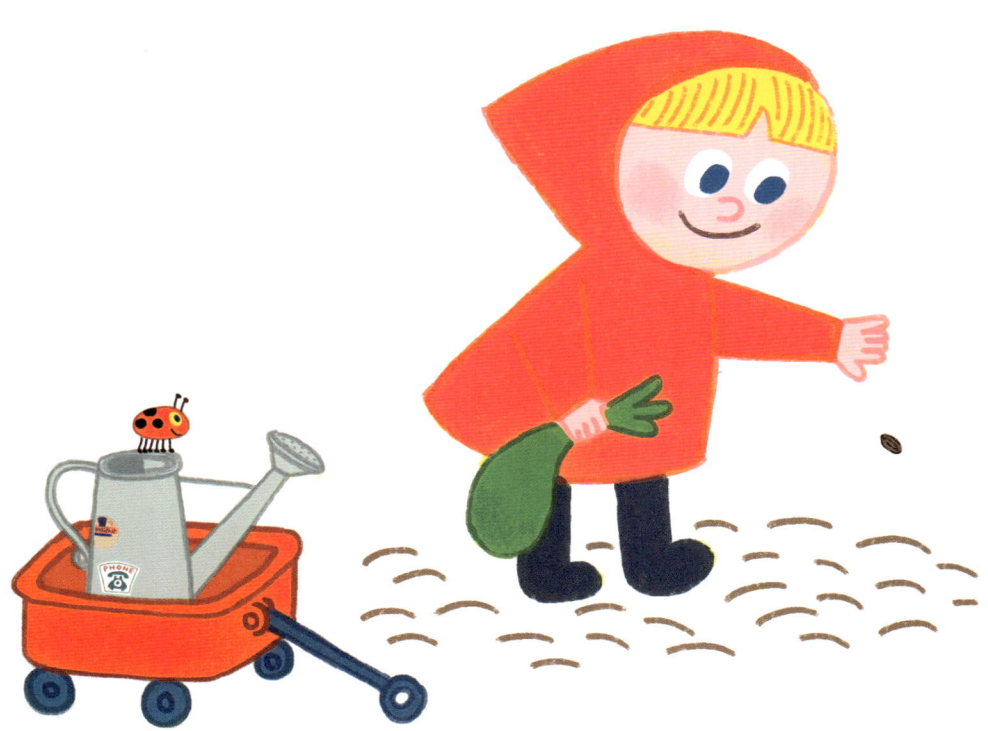

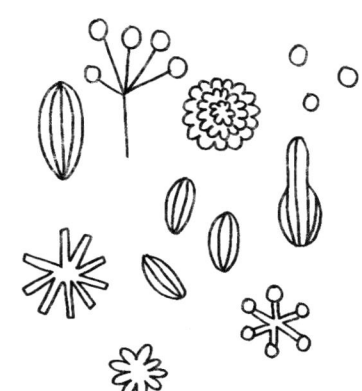

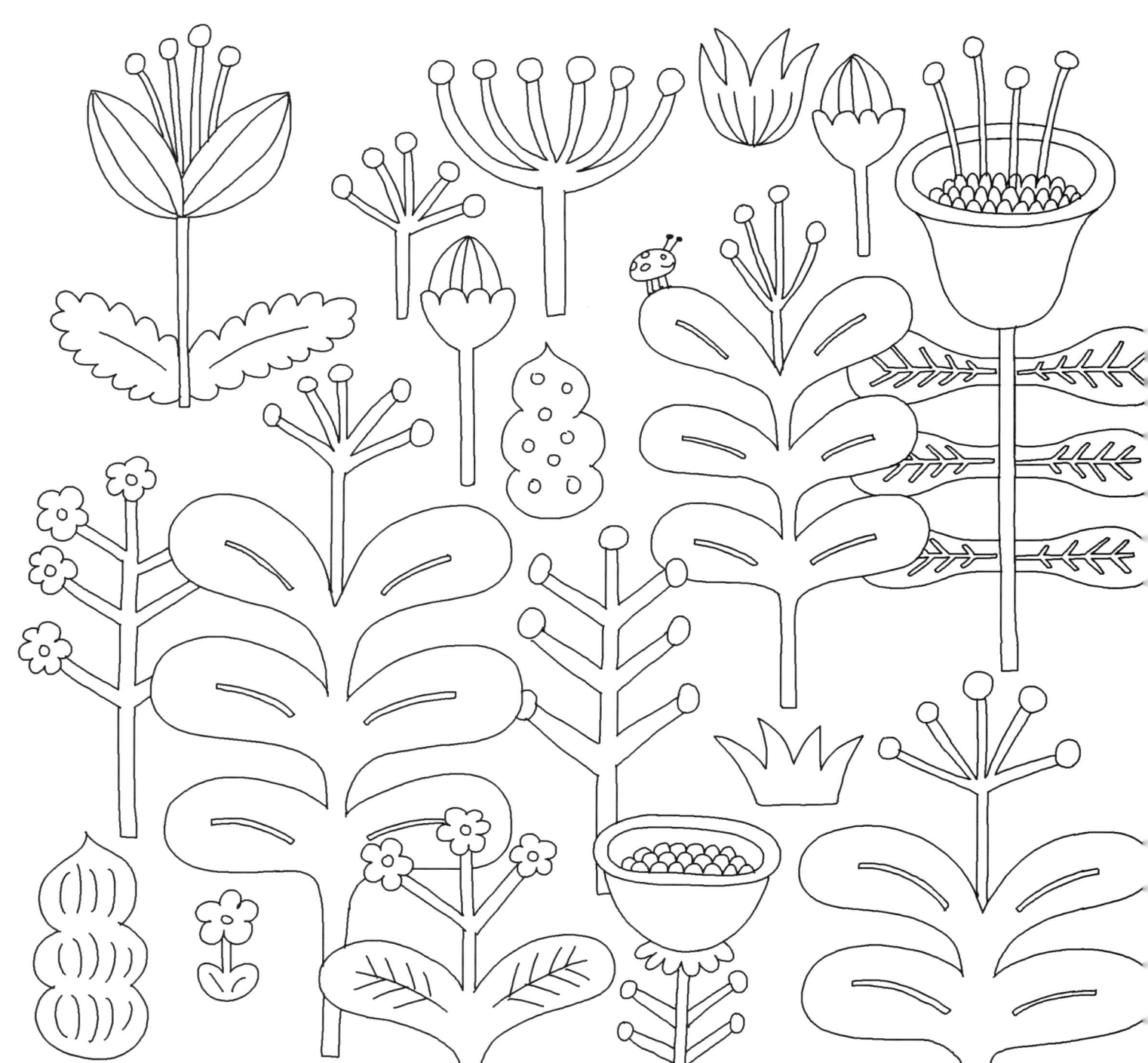

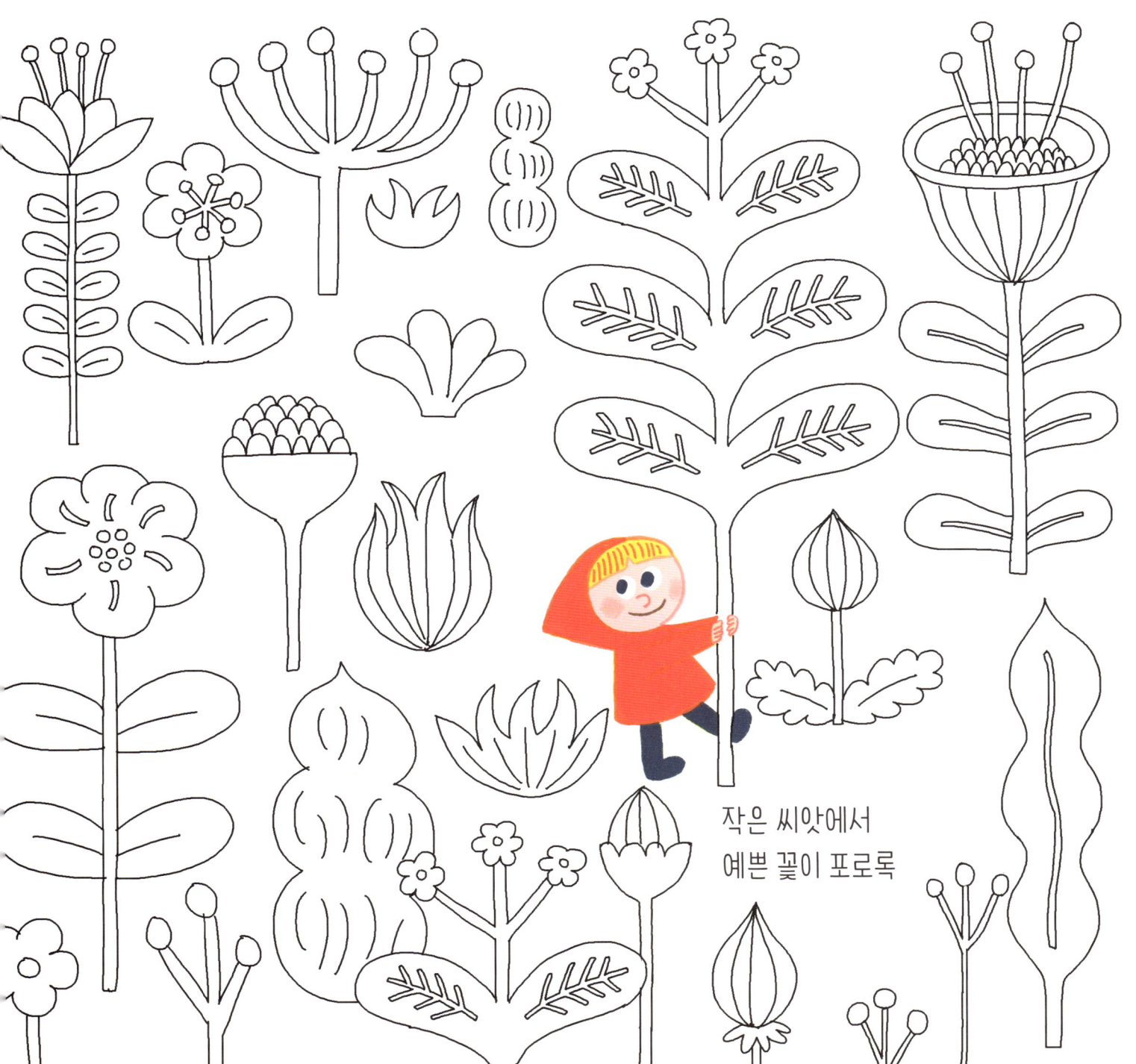

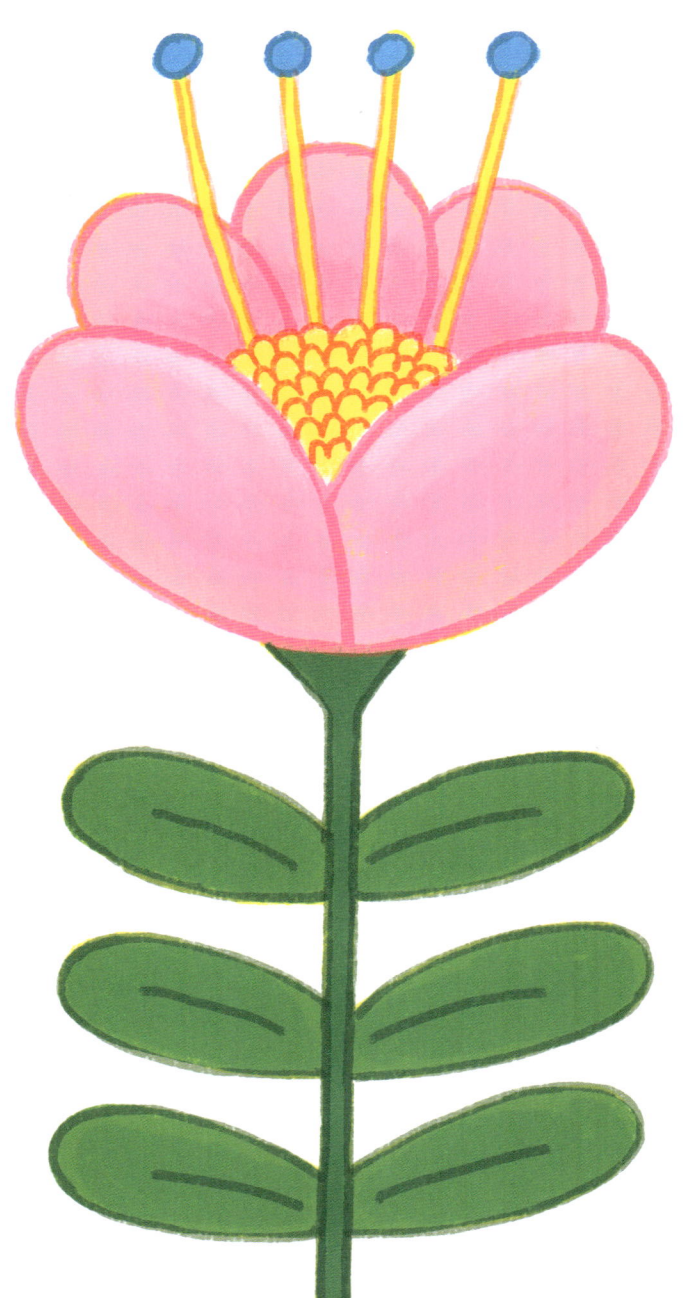

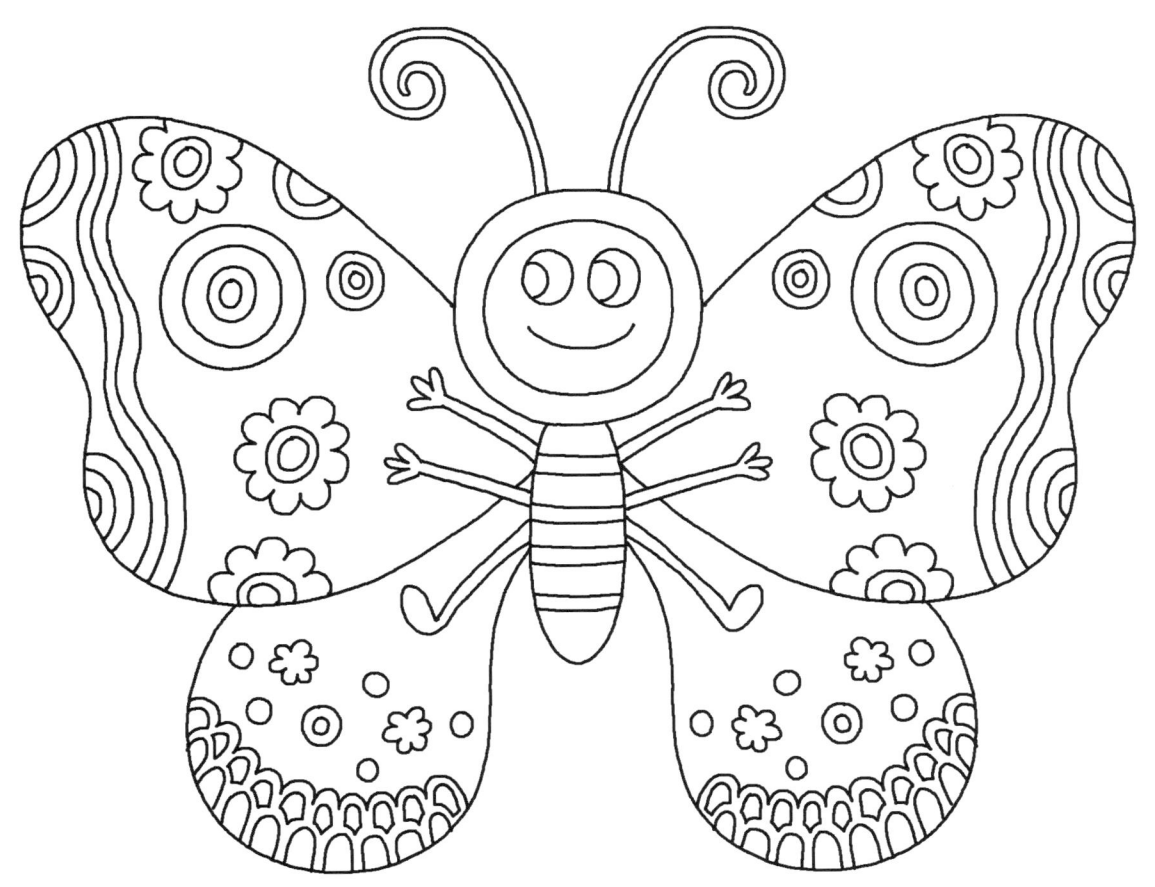

봄 향기가 가득해지고

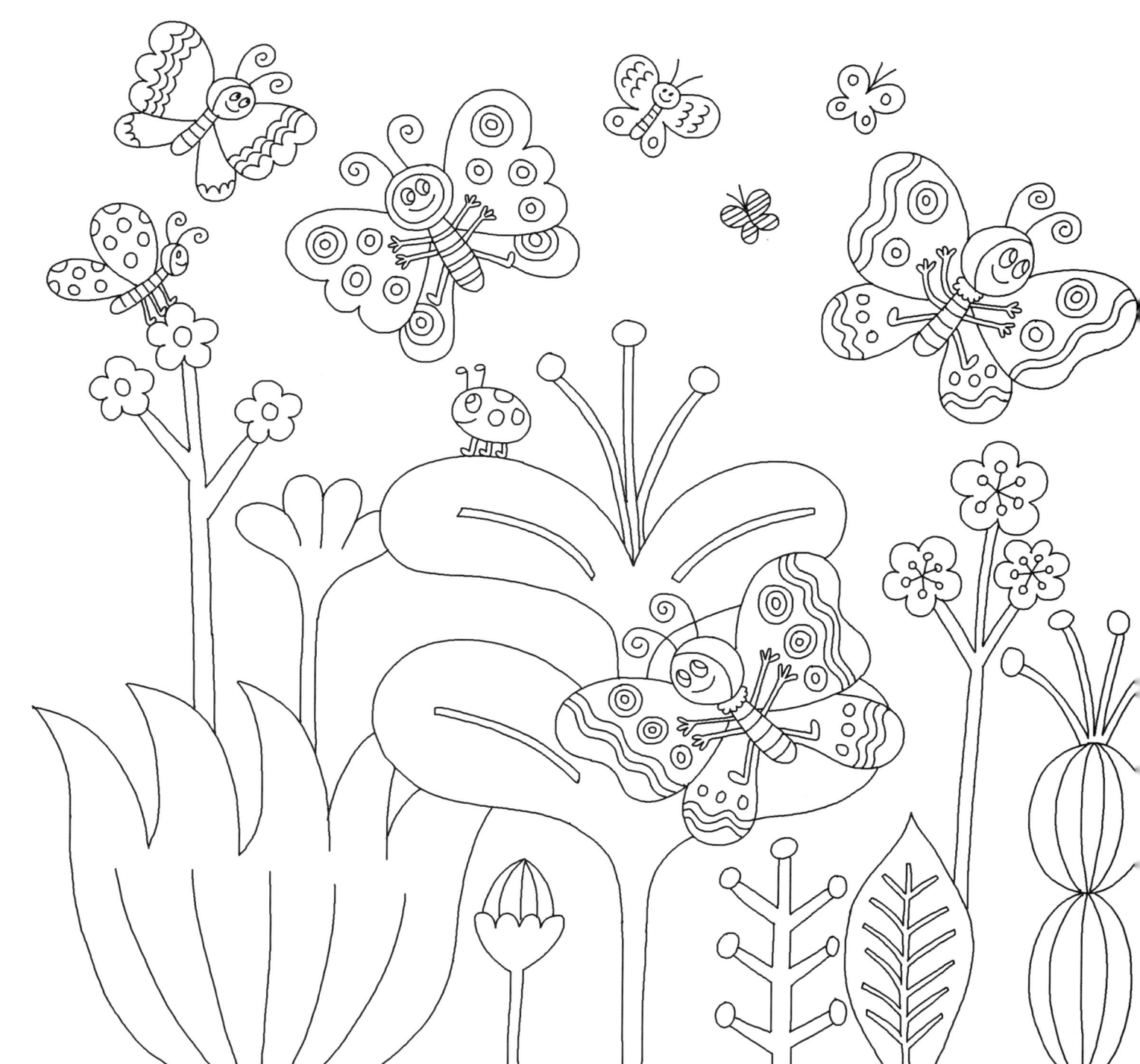

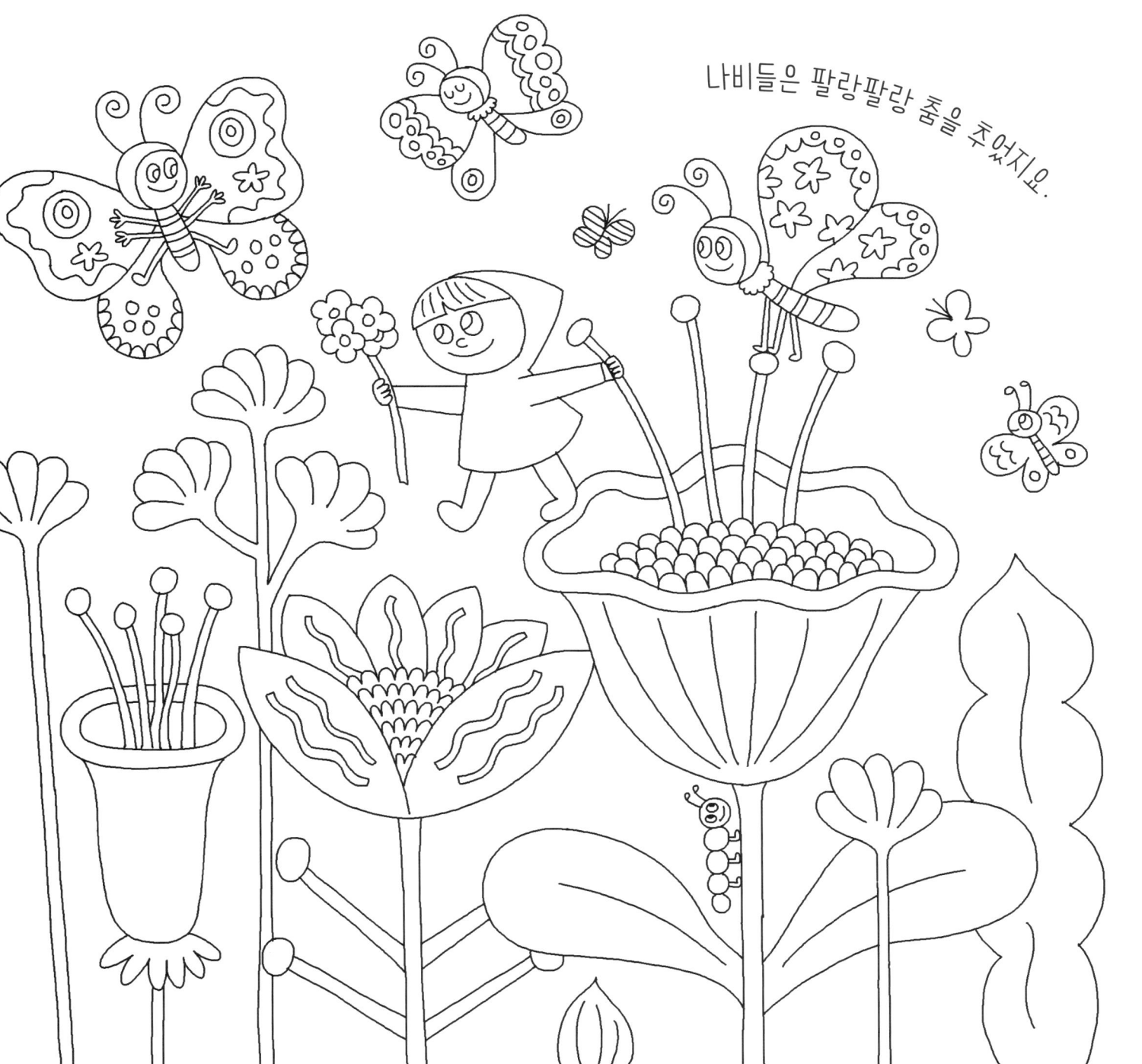

토독토독 톡톡

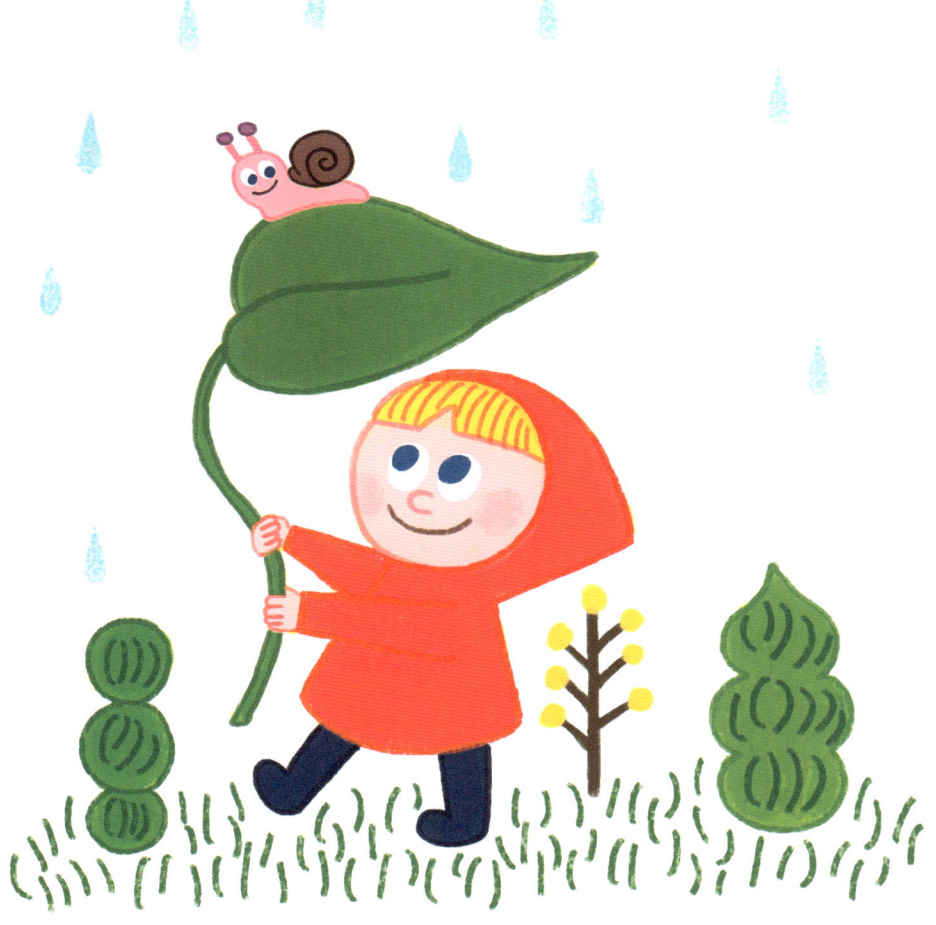

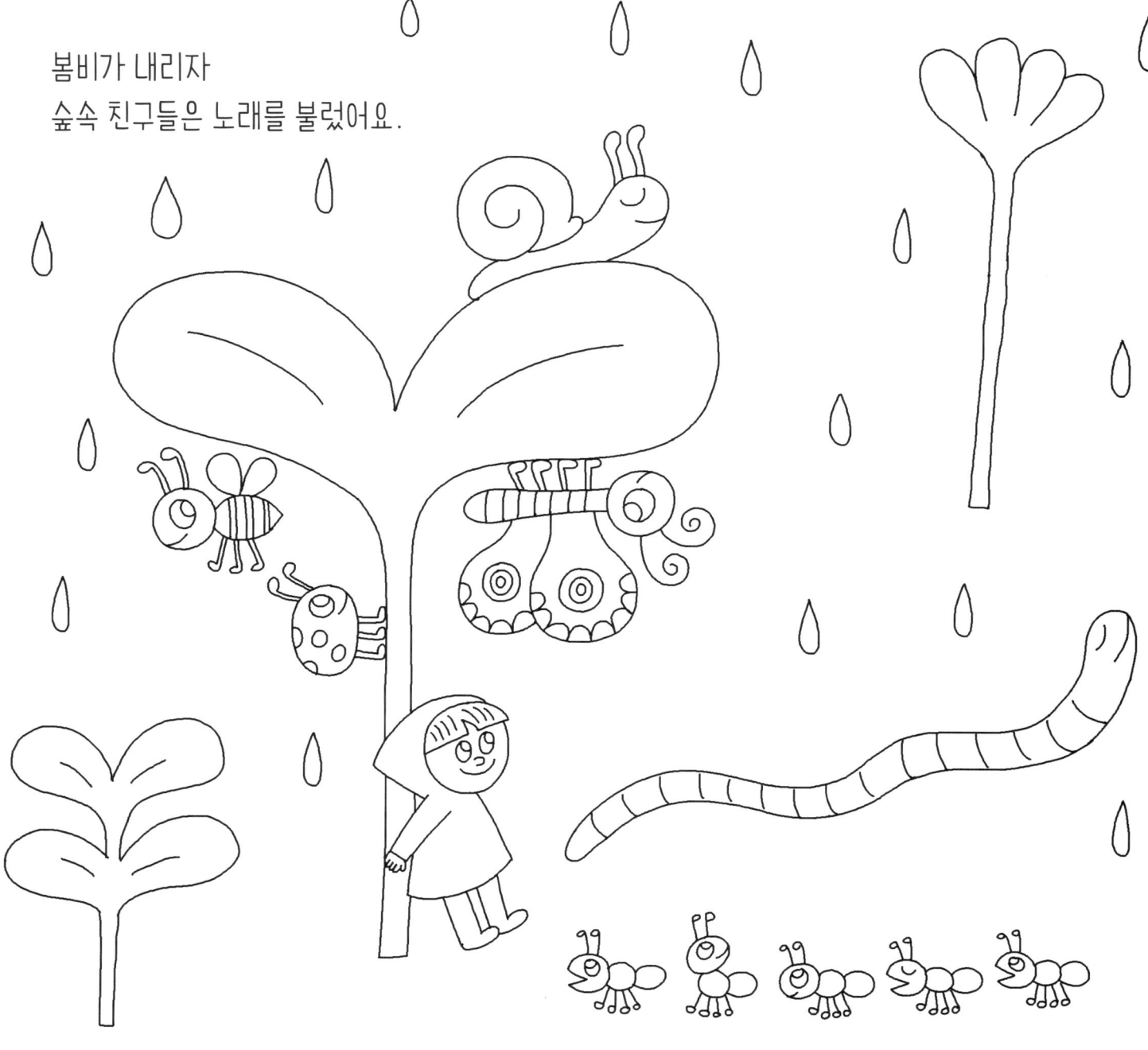

봄비가 내리자
숲속 친구들은 노래를 불렀어요.

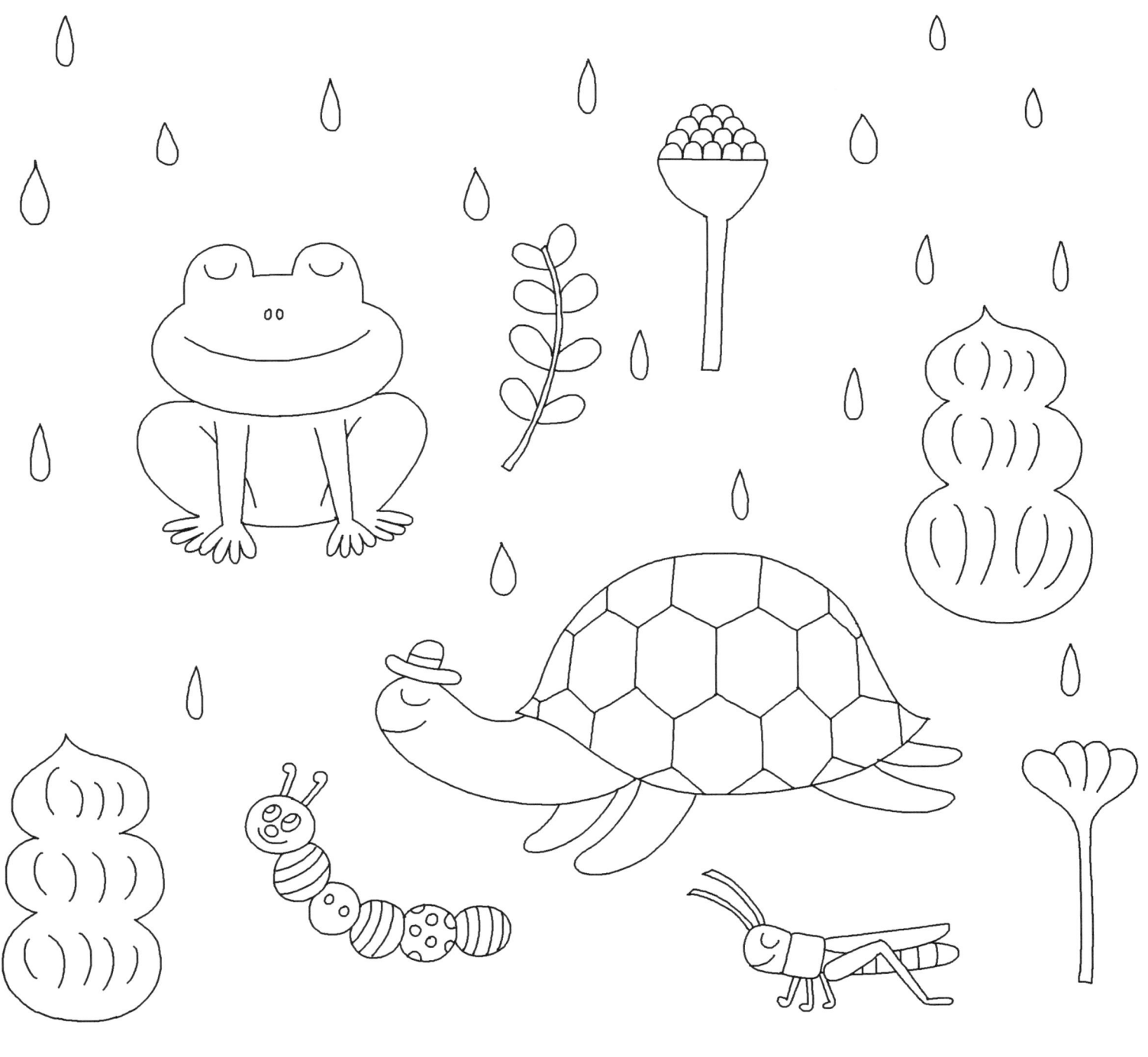

봄비가 선물한 무지갯빛으로

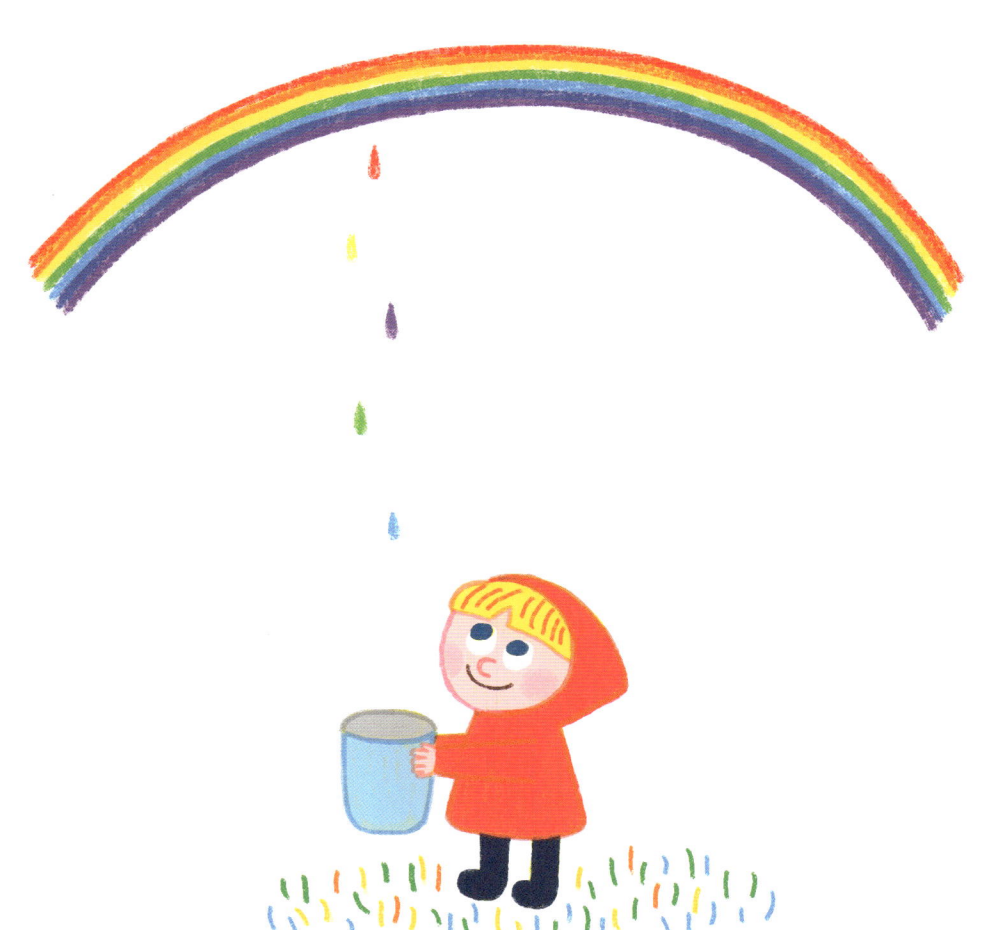

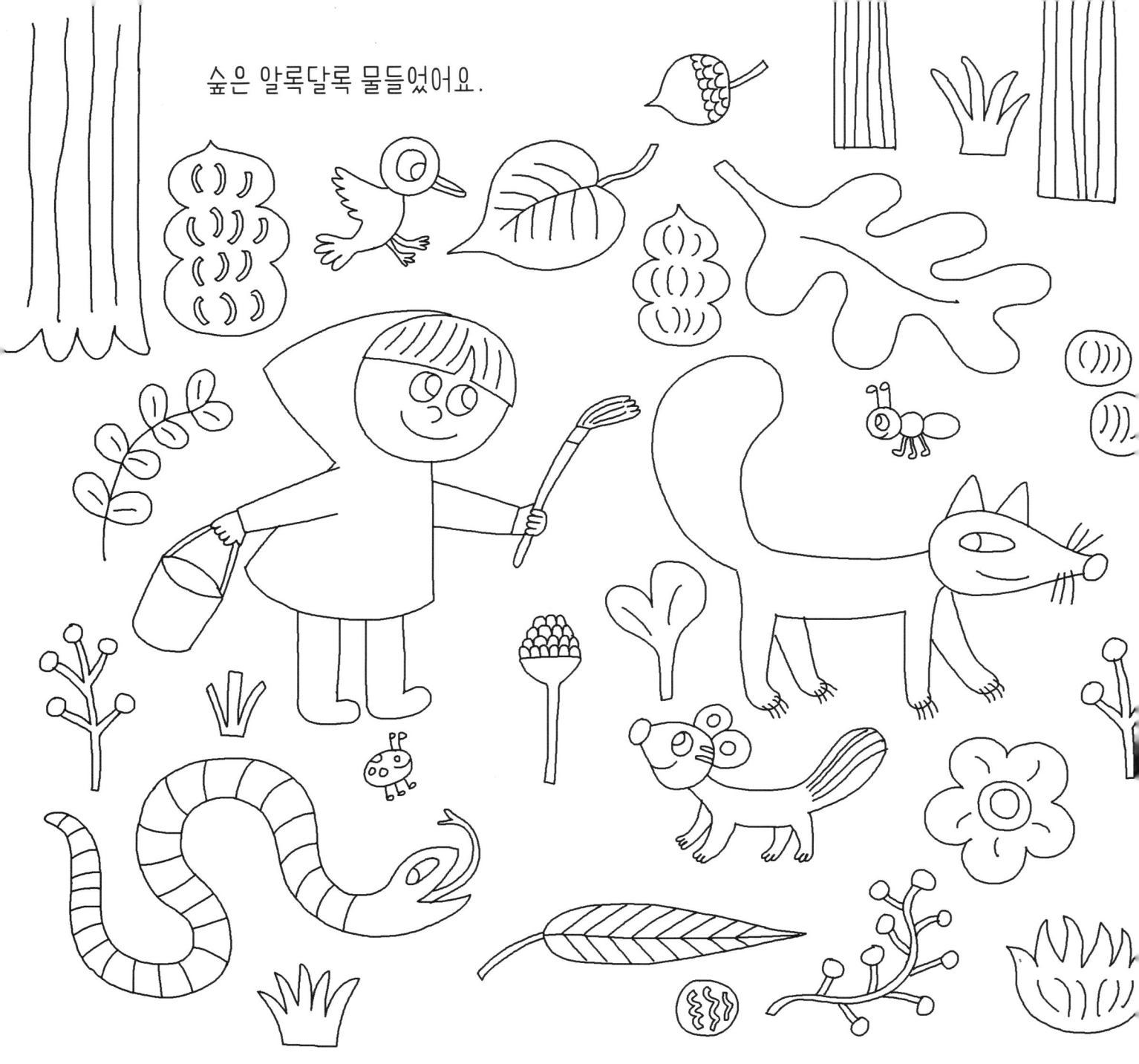

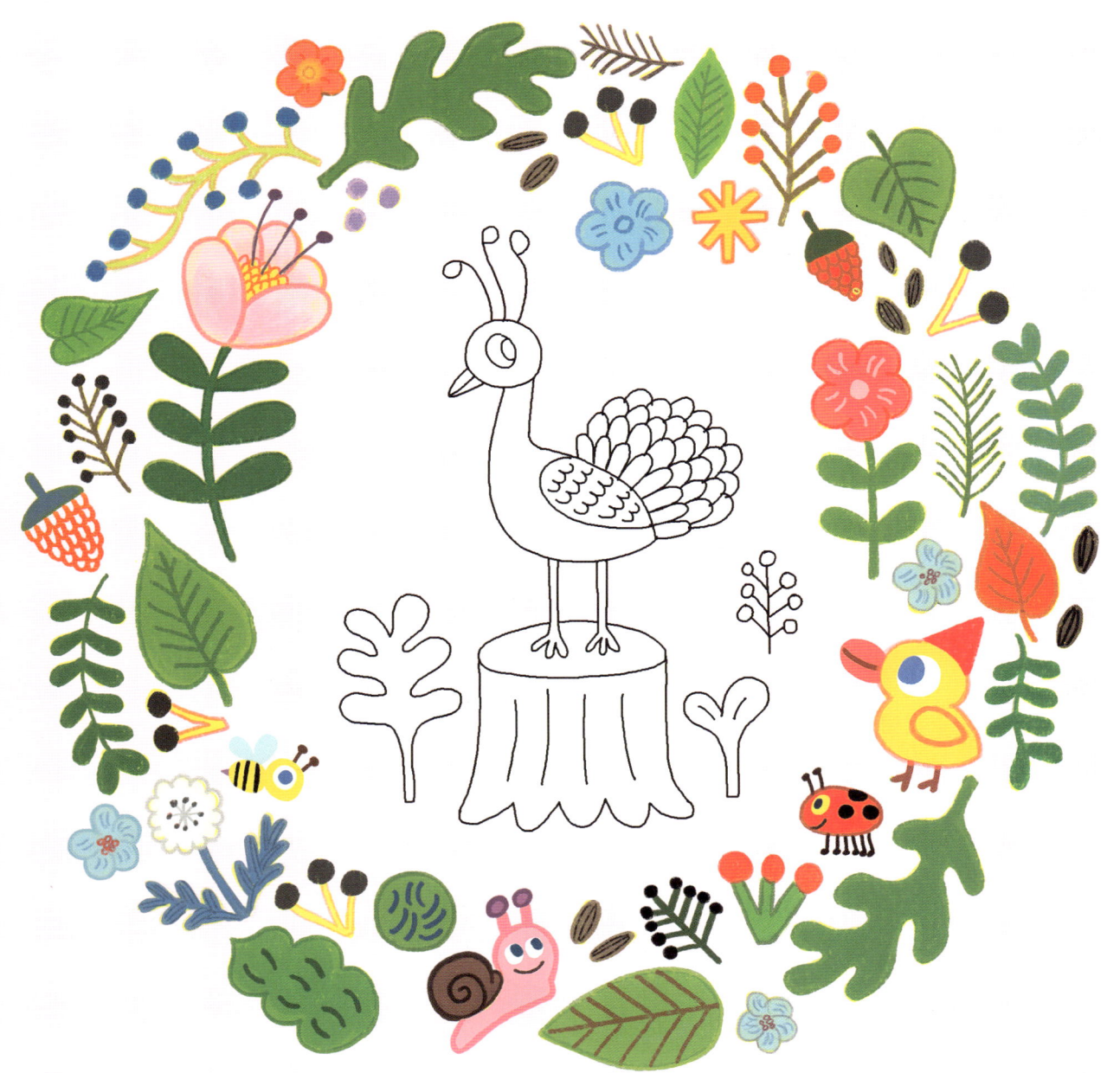

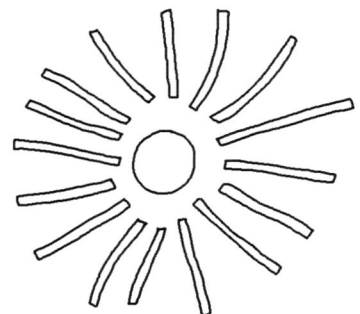

여름에는
　햇볕이 쨍쨍

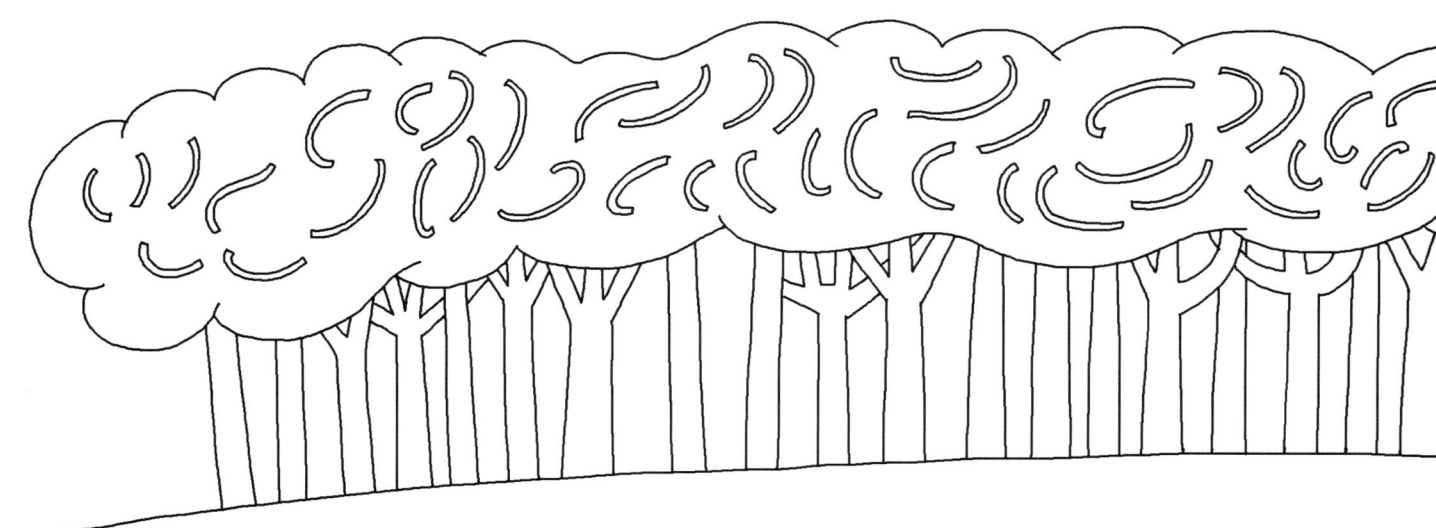

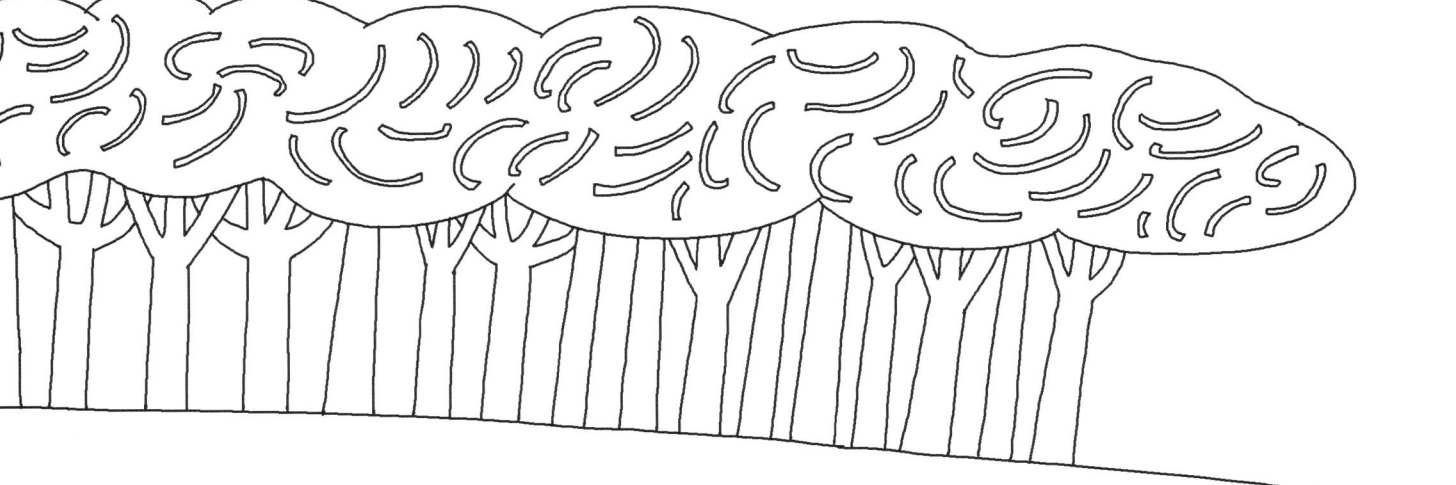

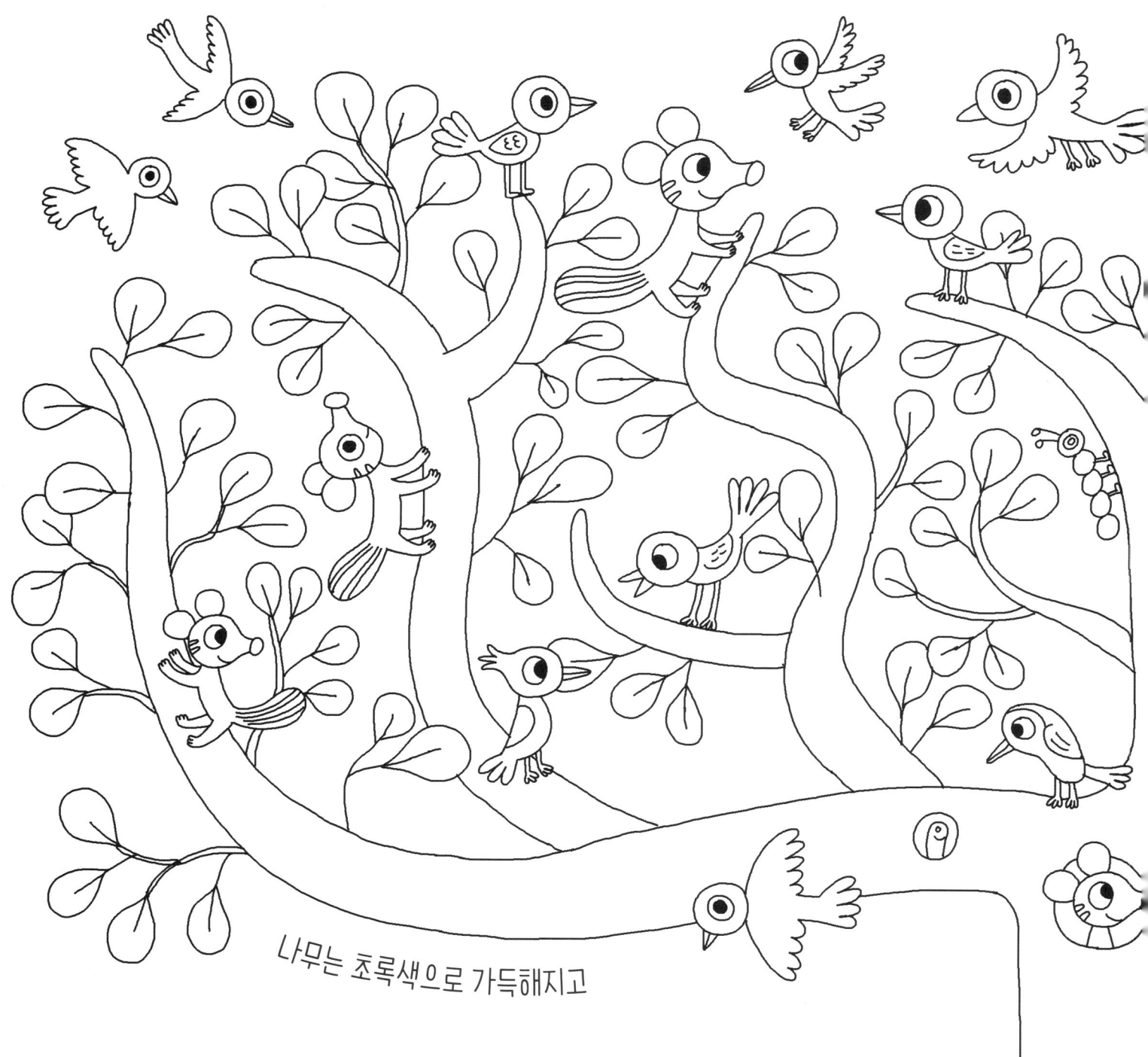

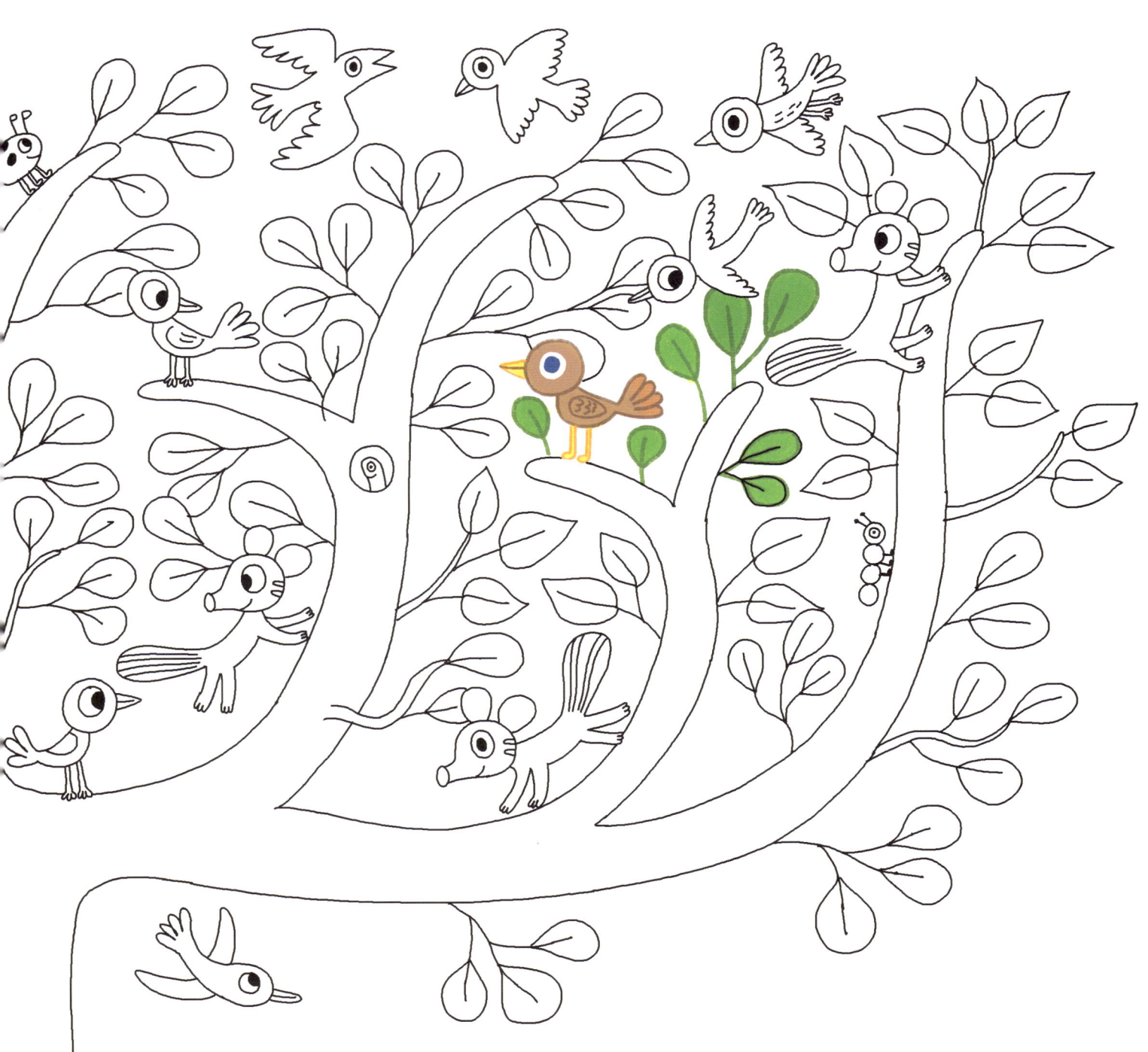

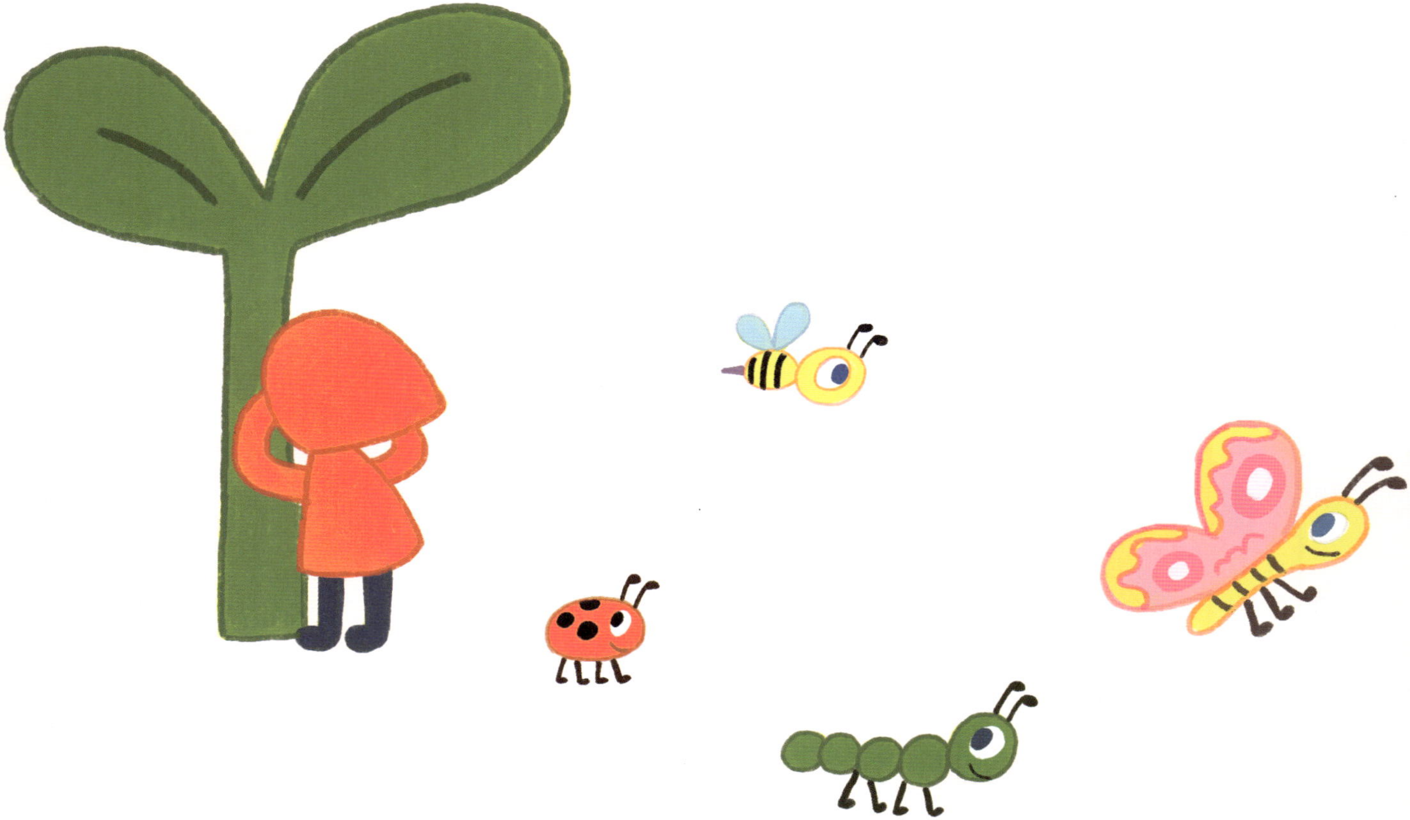

숲은 와글와글 신나는 놀이터가 되었지요.

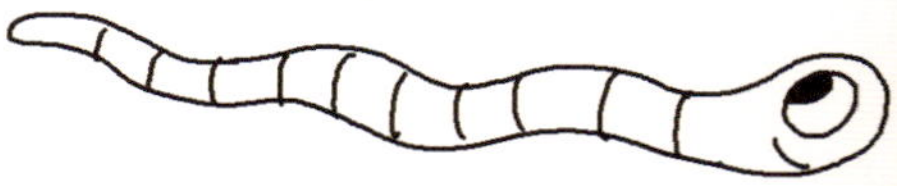

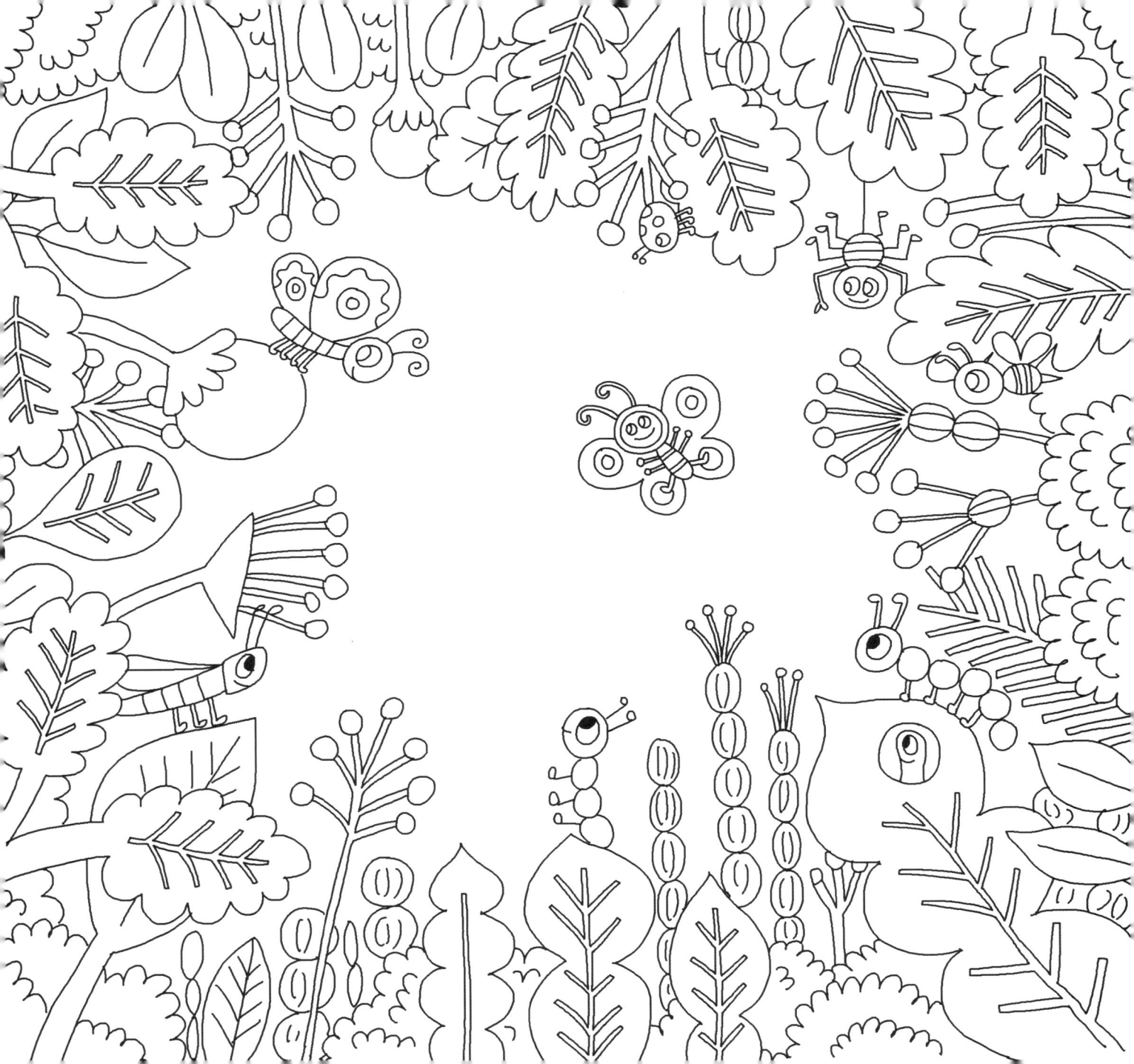

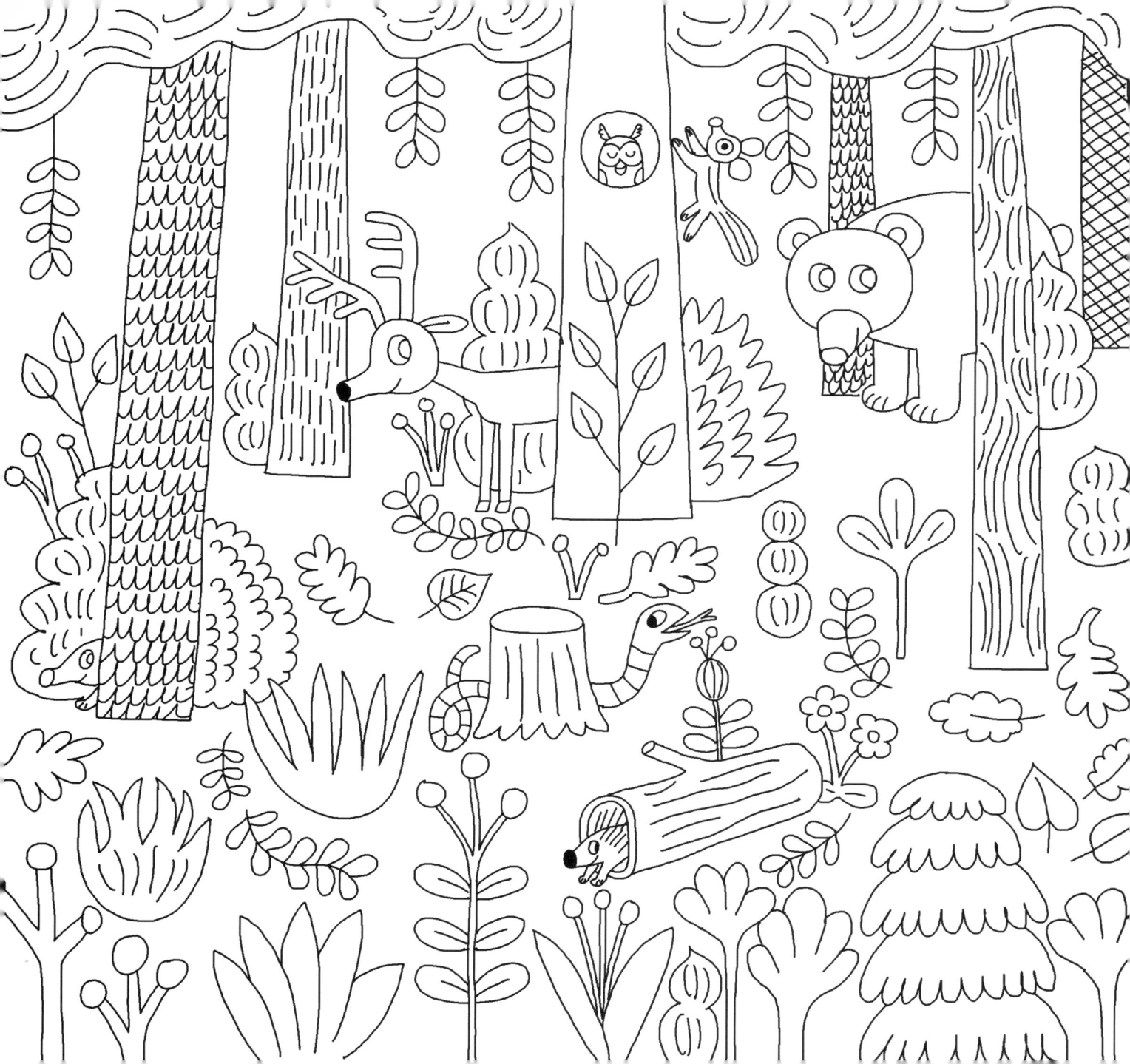

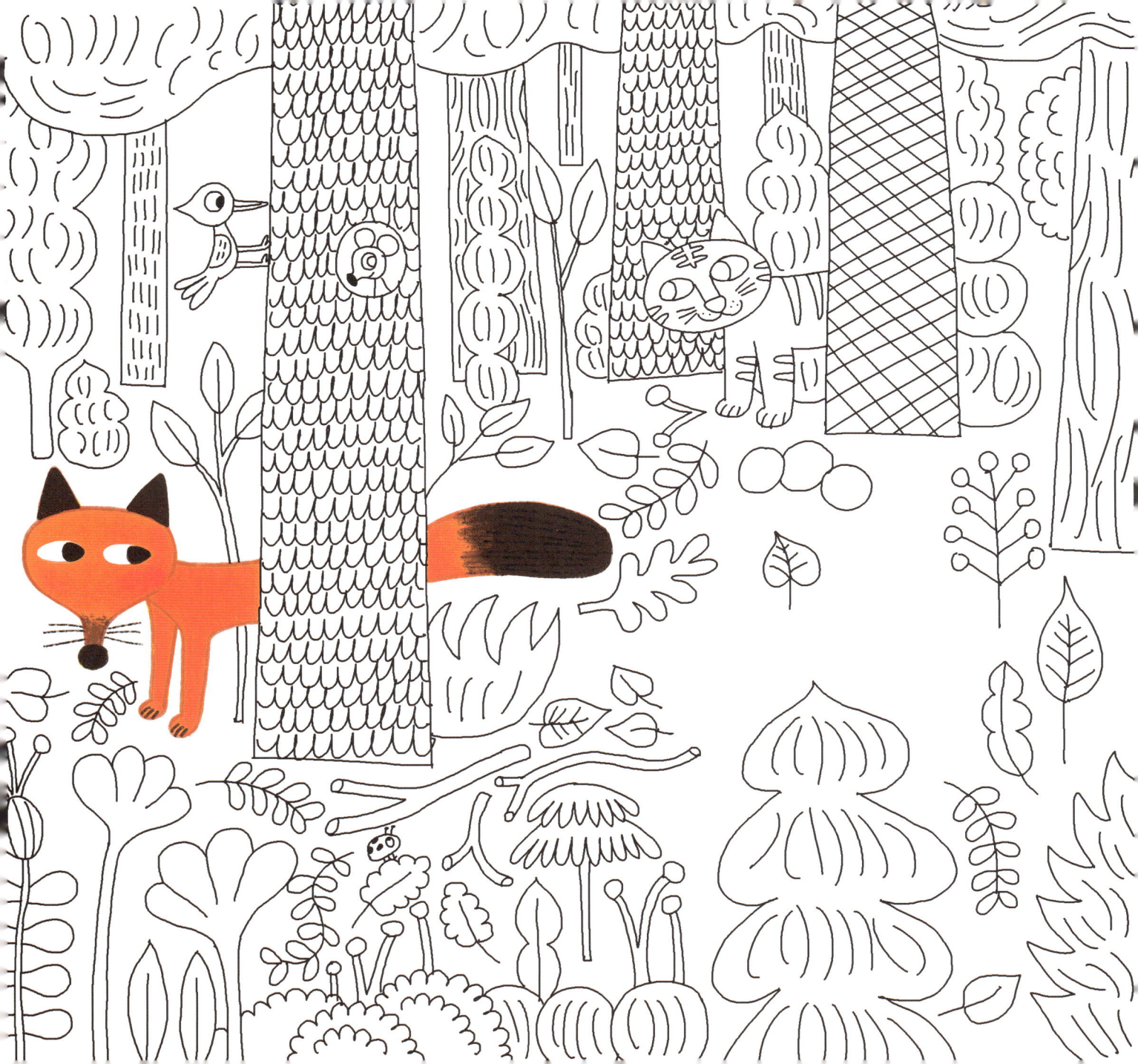

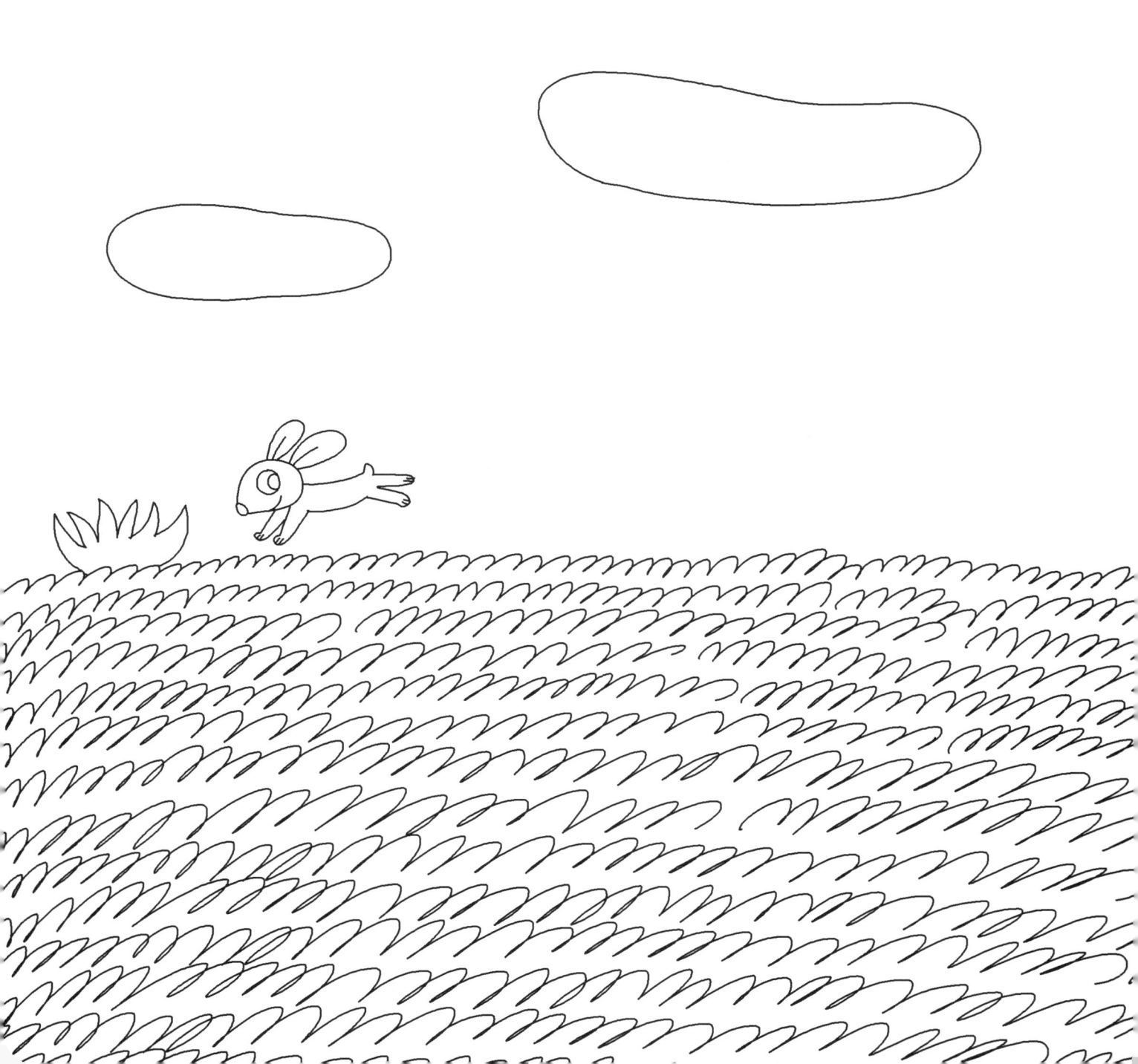

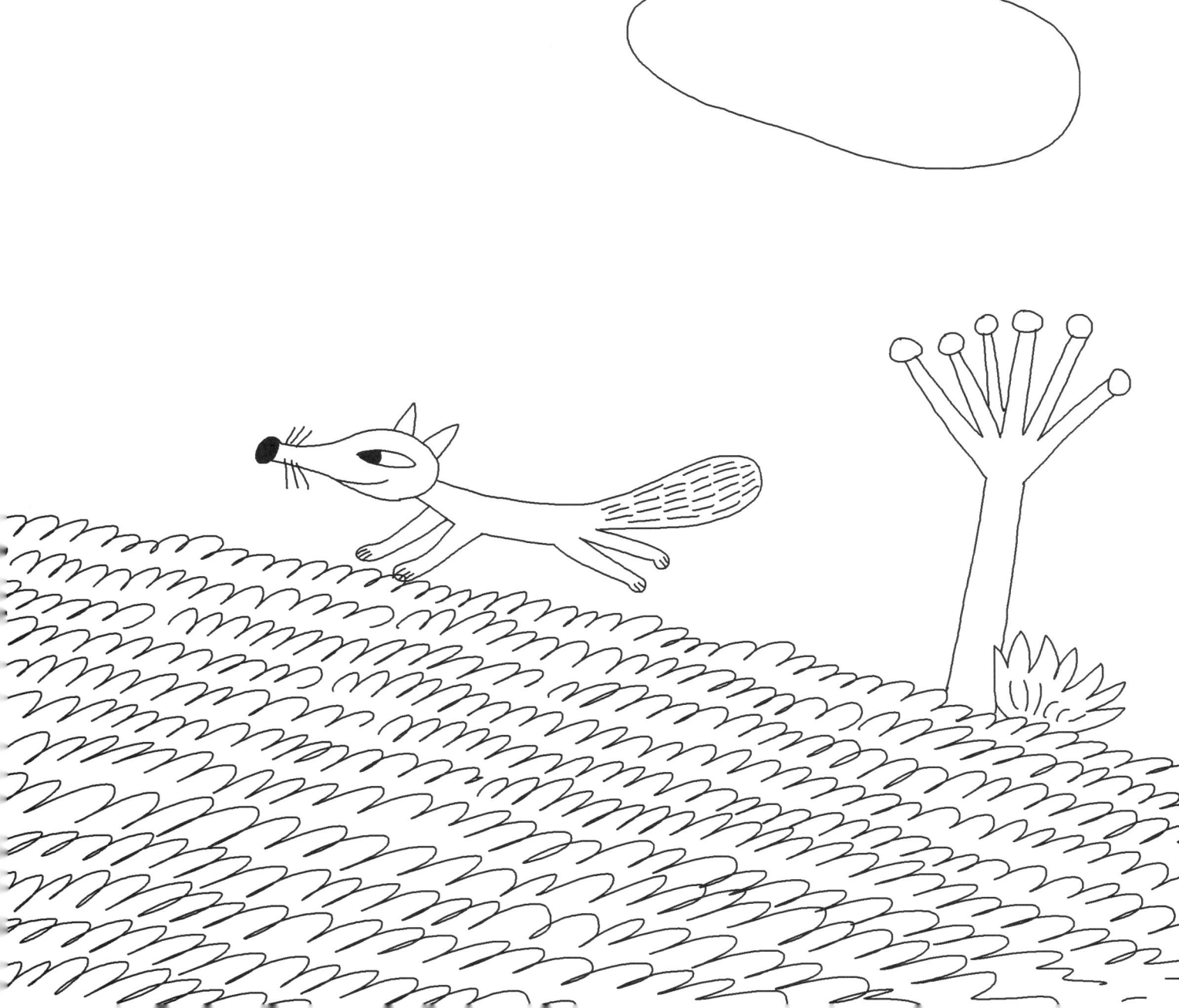

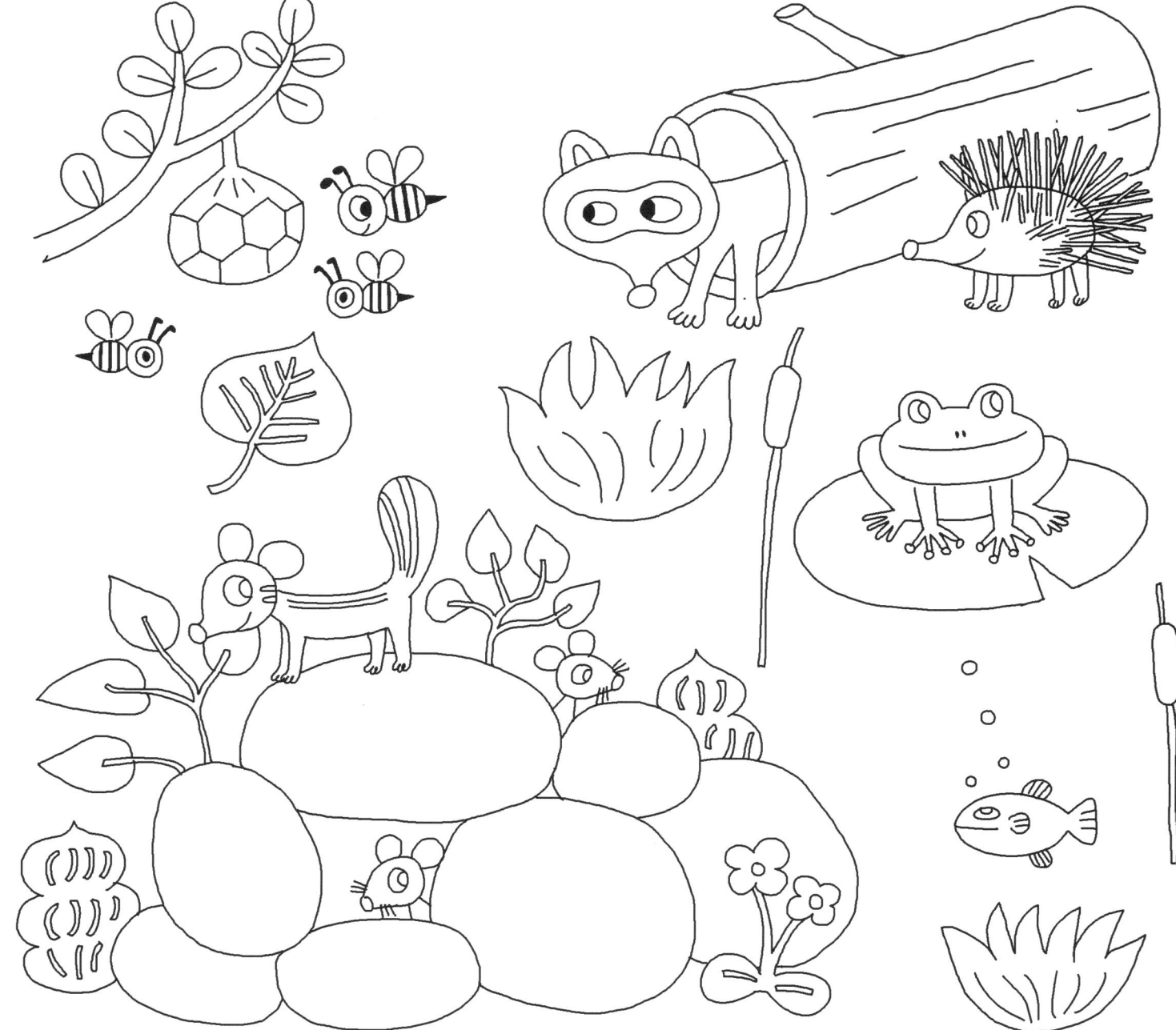

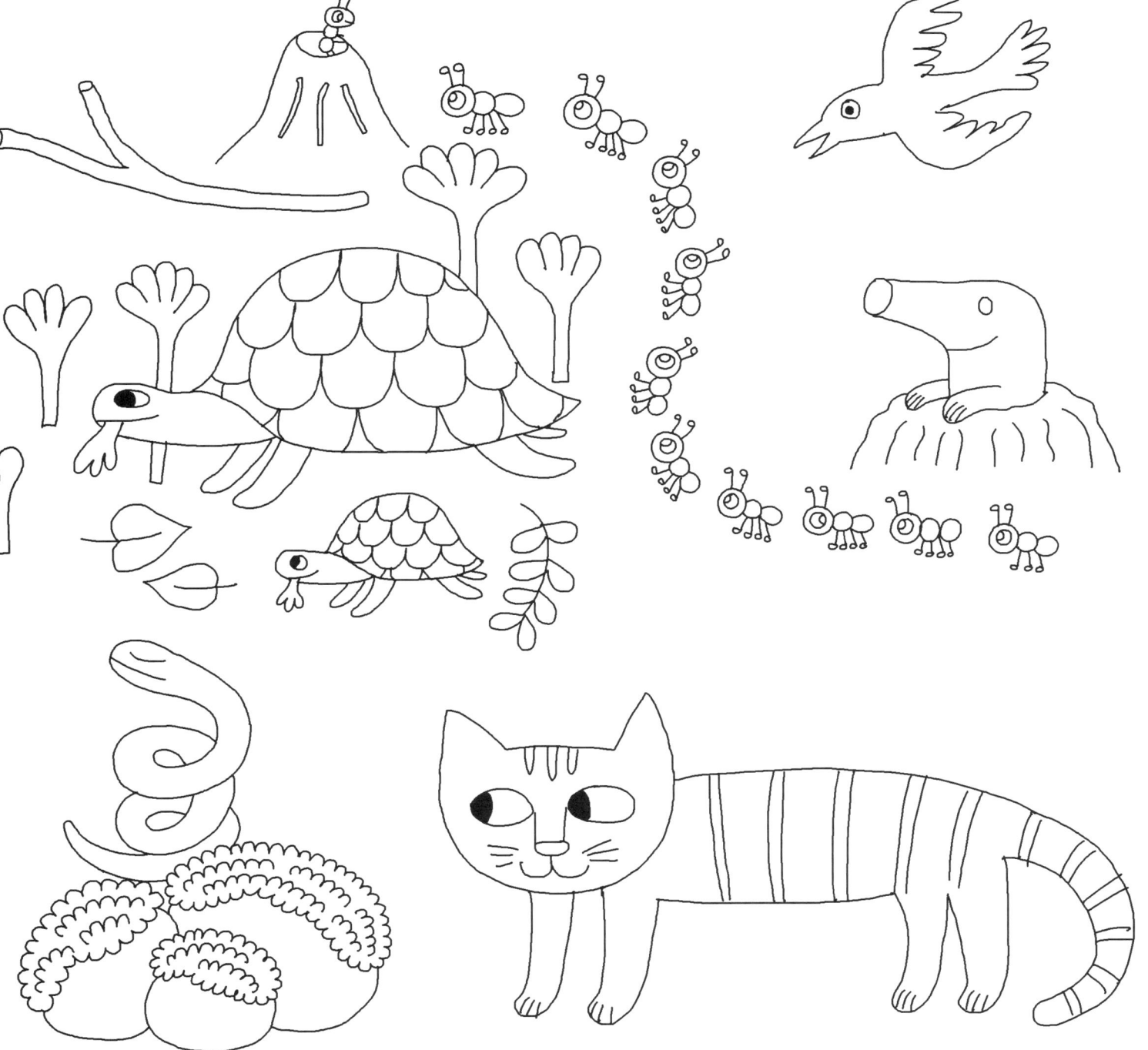

가을바람이 살랑 불어오니

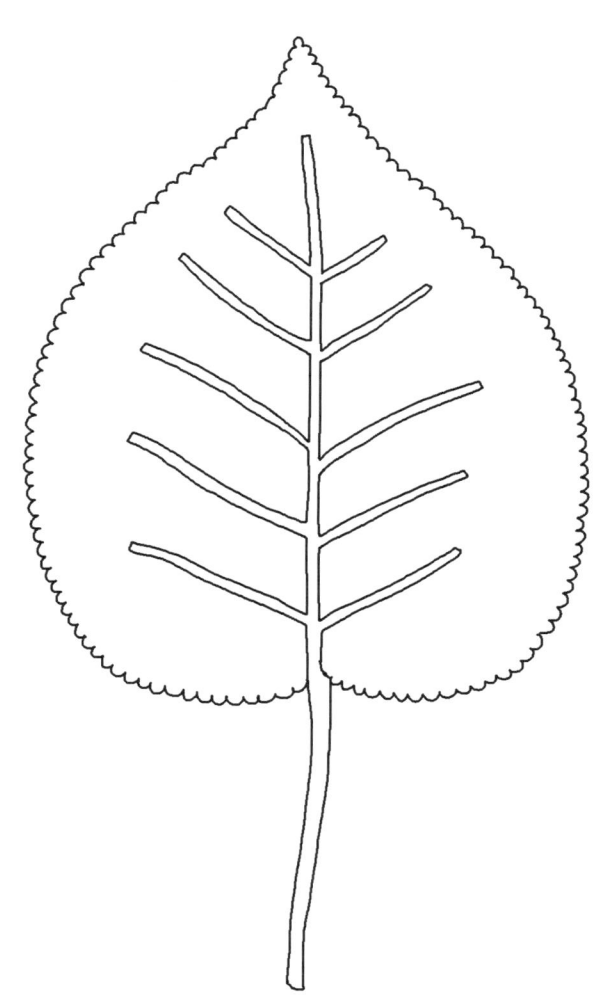

나뭇잎 색깔은 울긋불긋

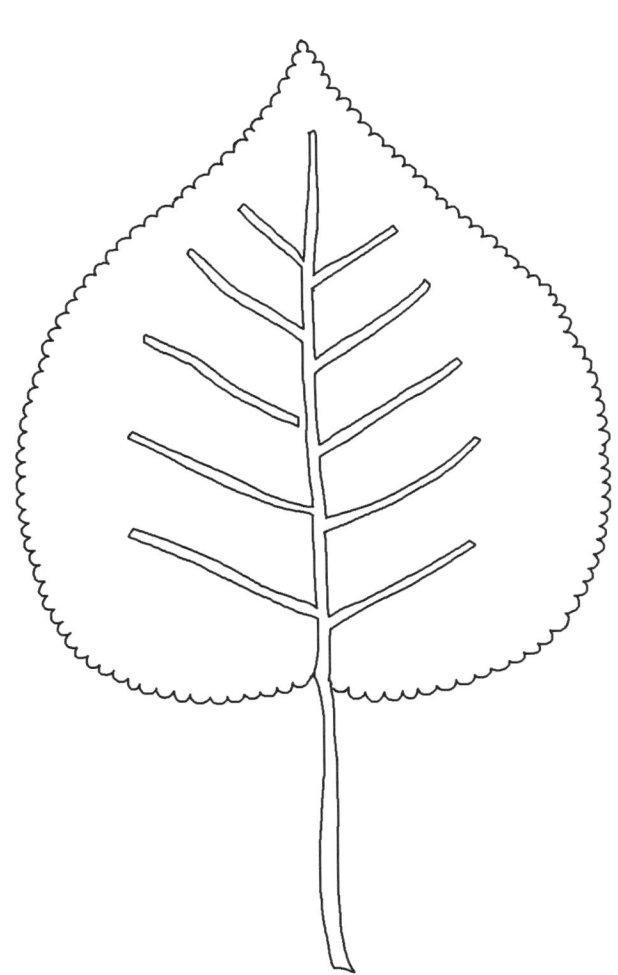

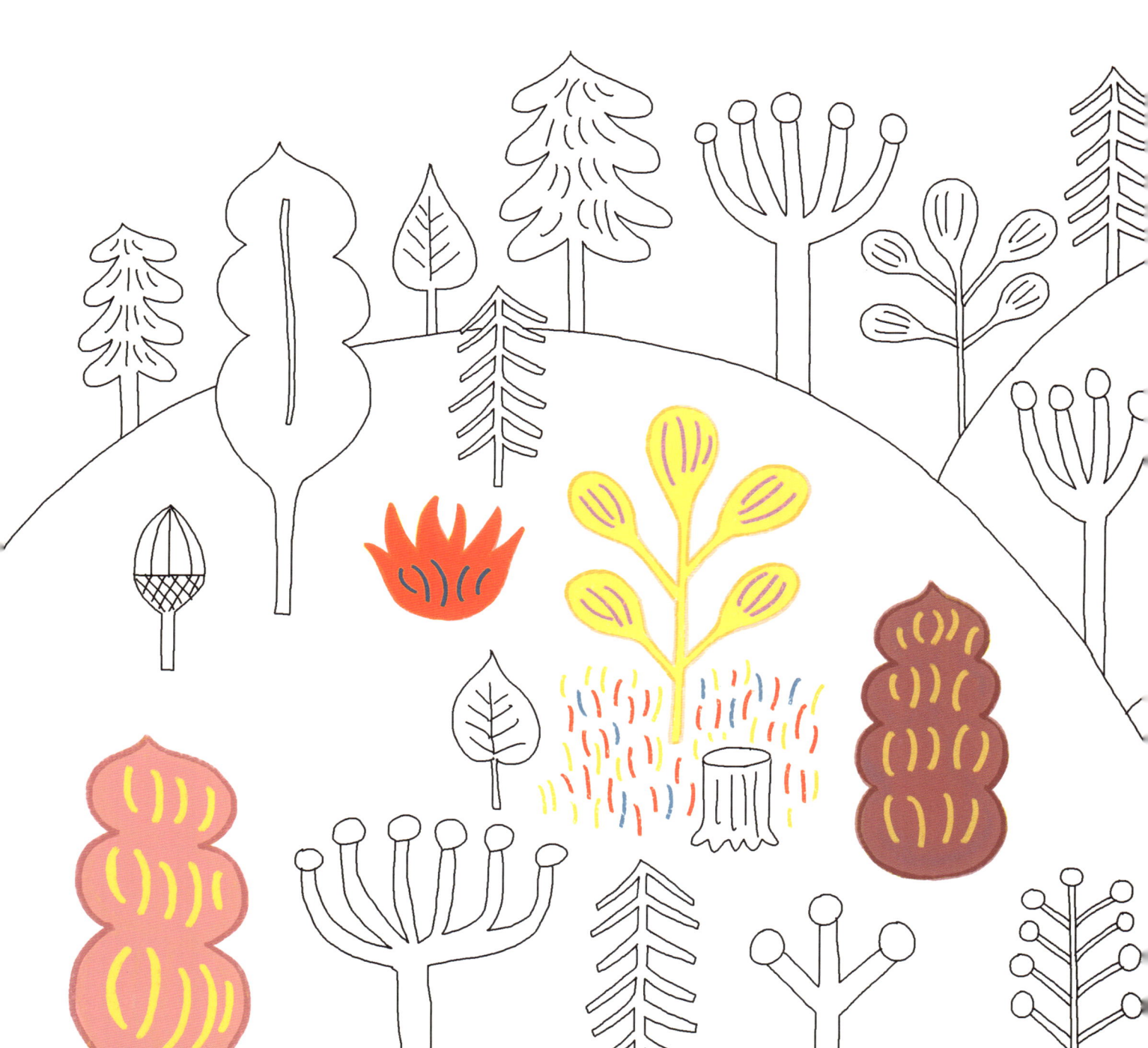

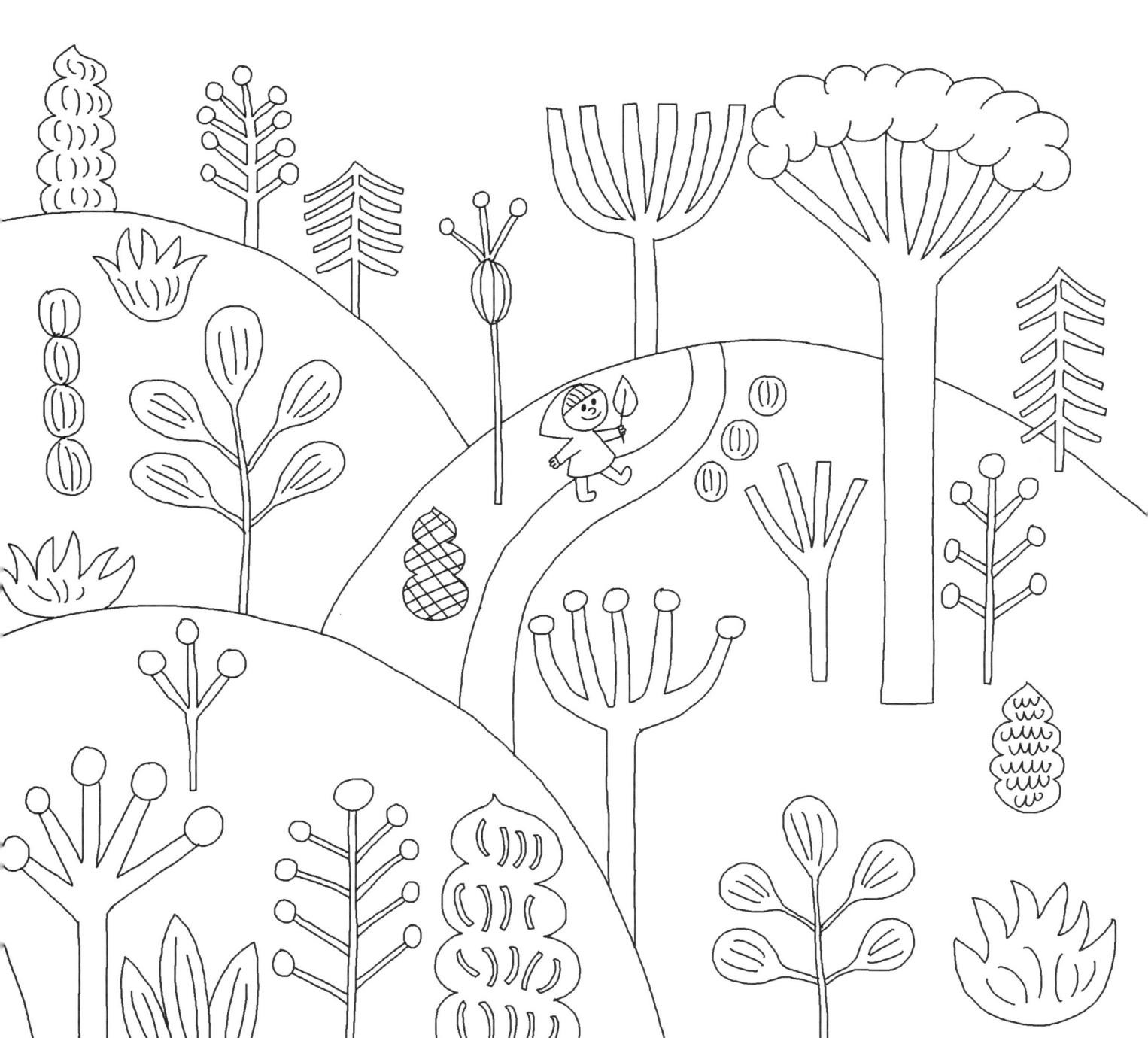

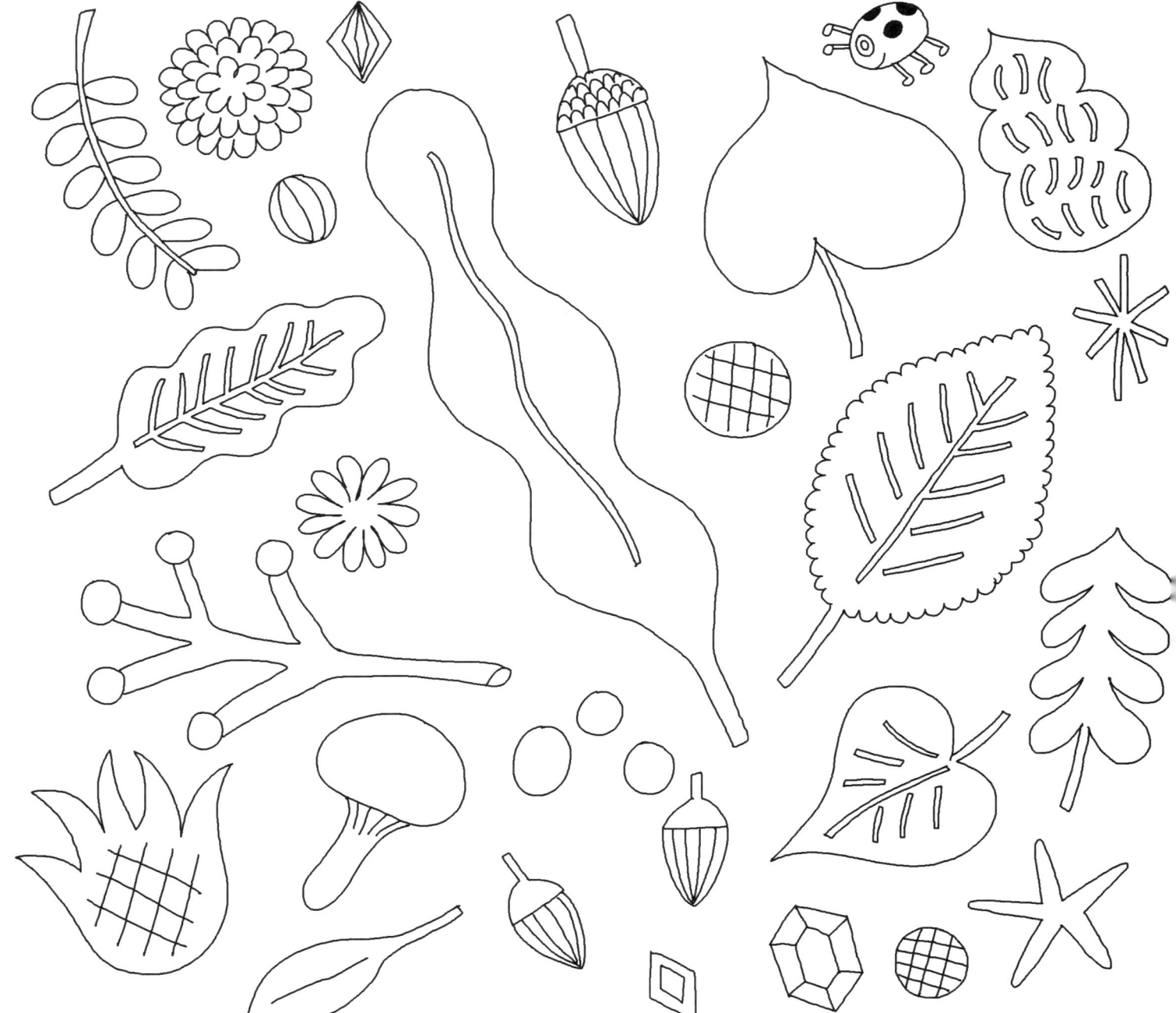

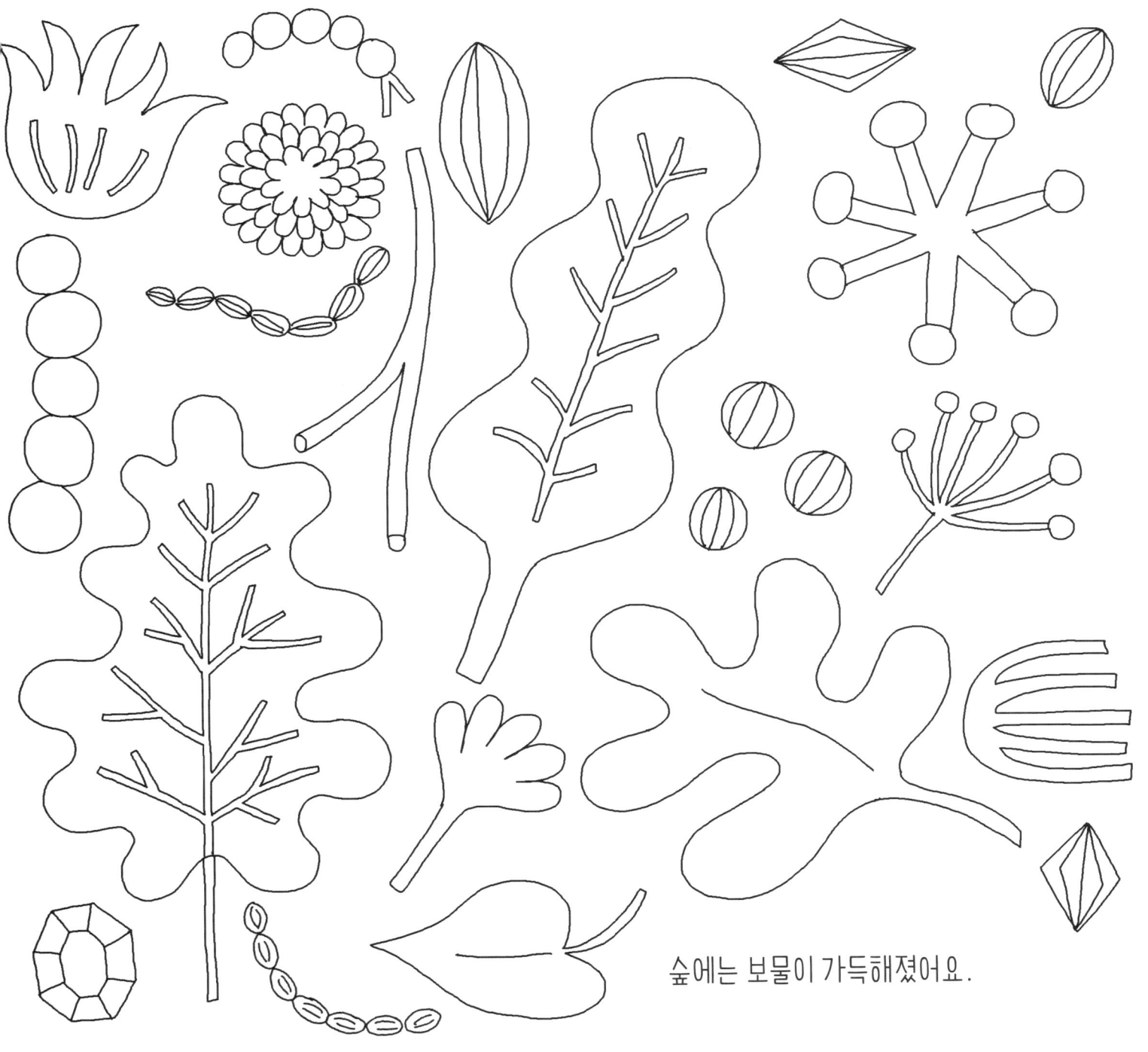

숲에는 보물이 가득해졌어요.

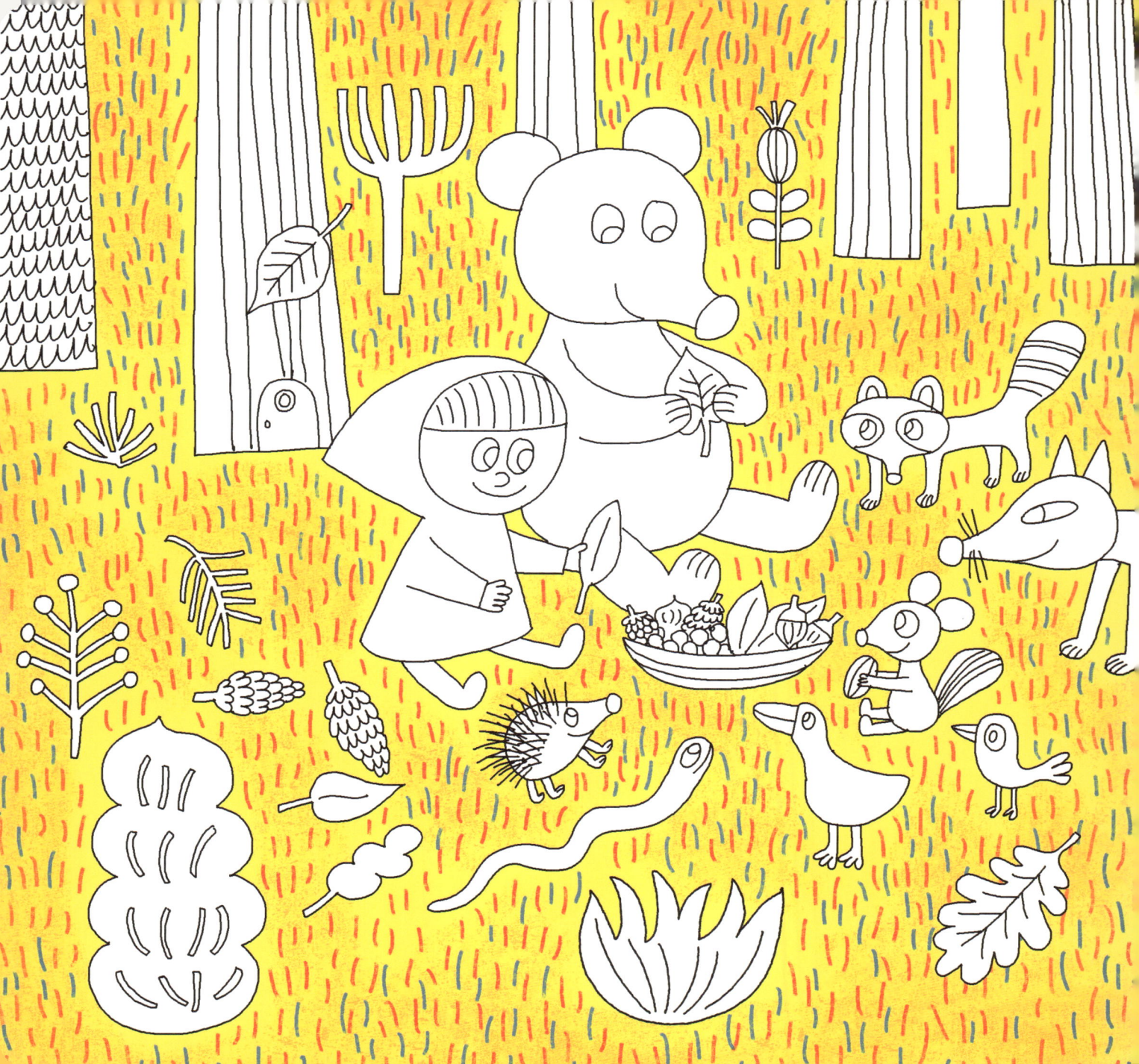

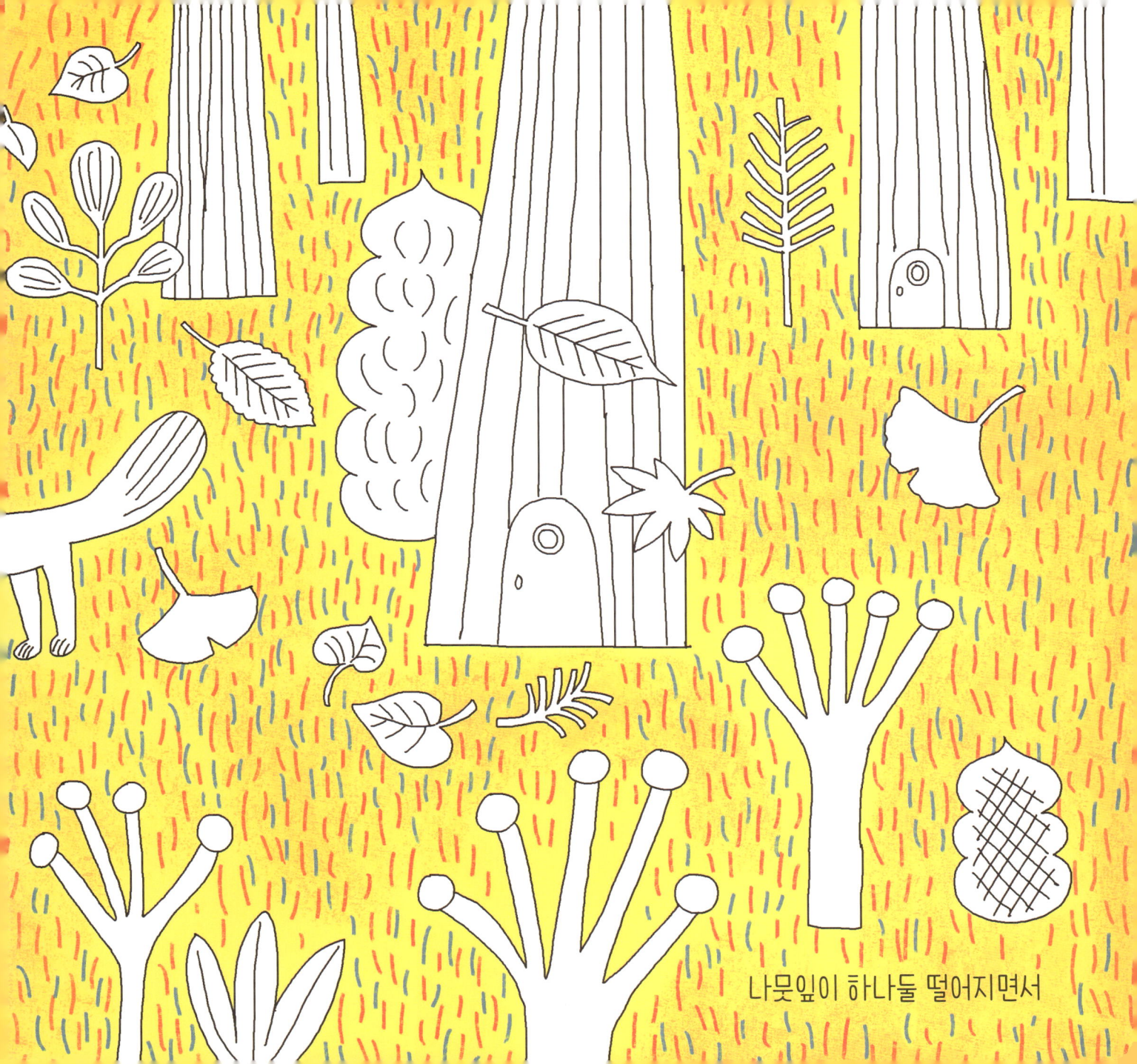

나뭇잎이 하나둘 떨어지면서

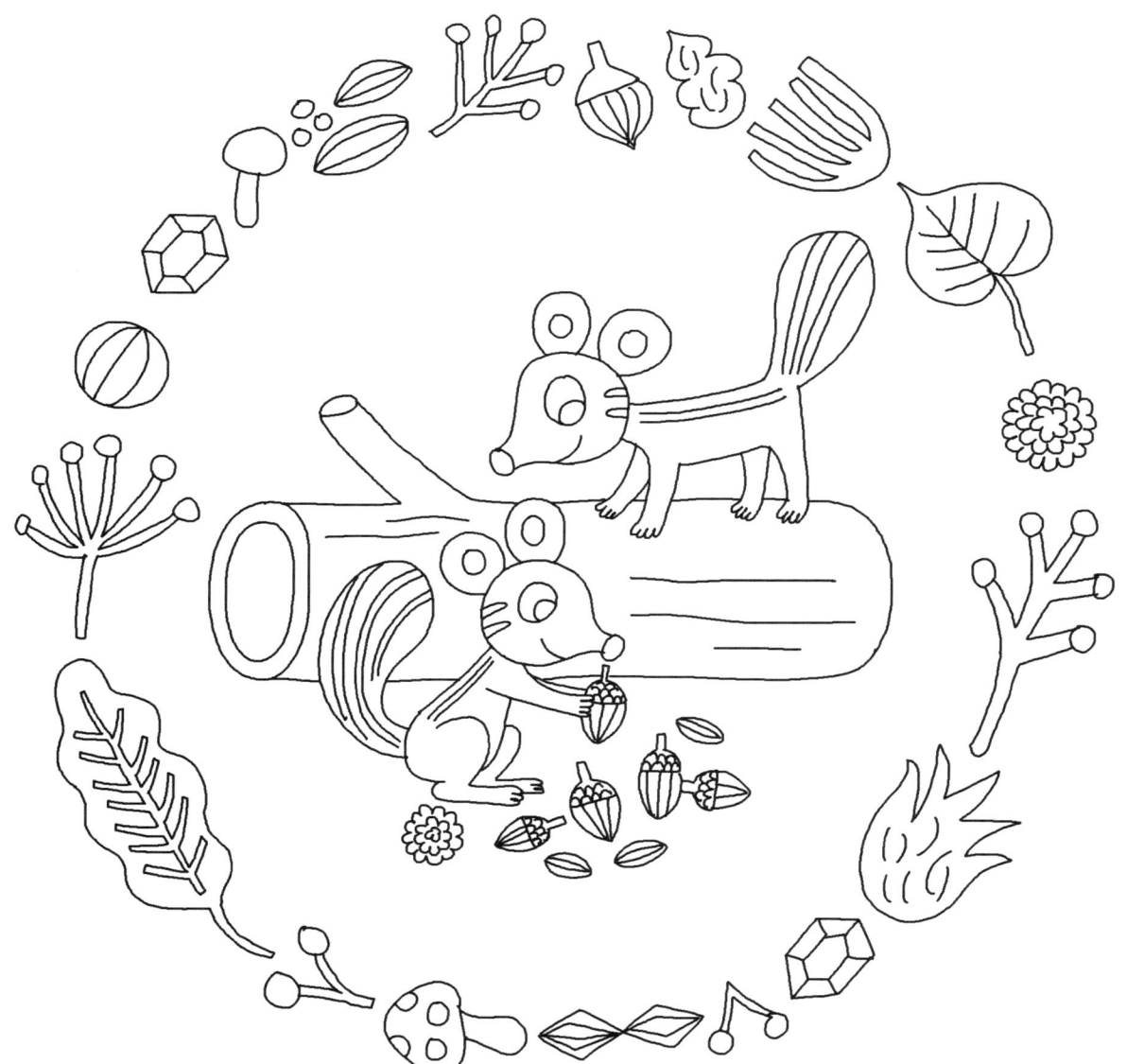

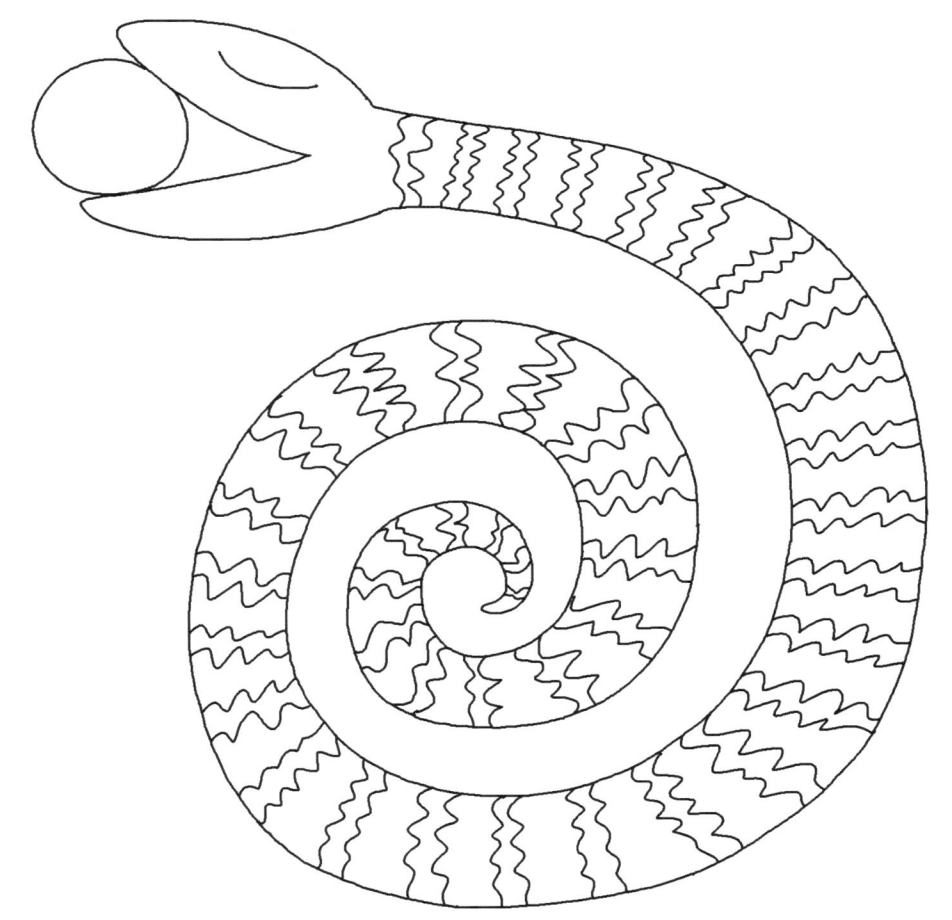

친구들은 겨울을 준비하기도 하고

멀리 여행을 떠나기도 했지요.

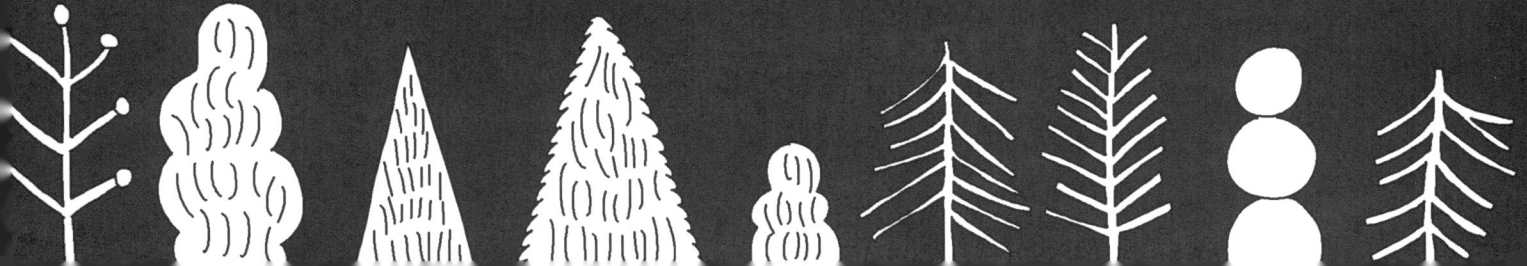

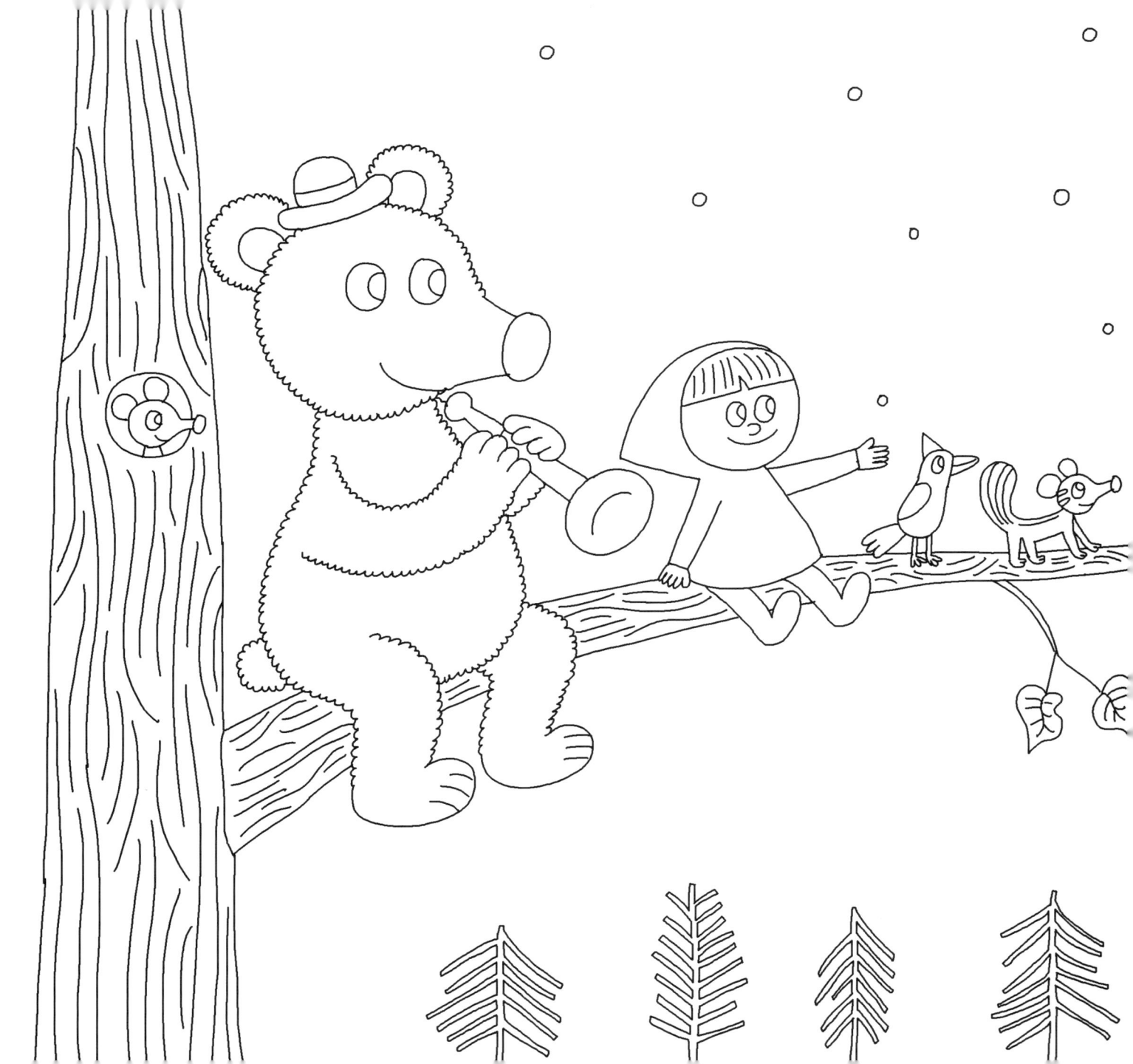

차가운 바람이 불고
　하얀 눈이 내리기 시작했어요.

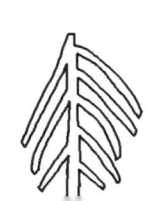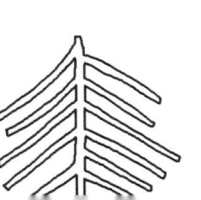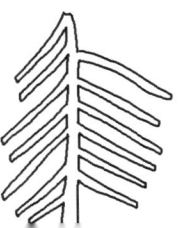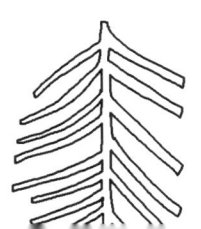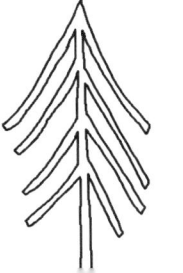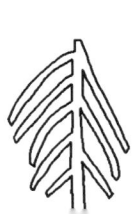

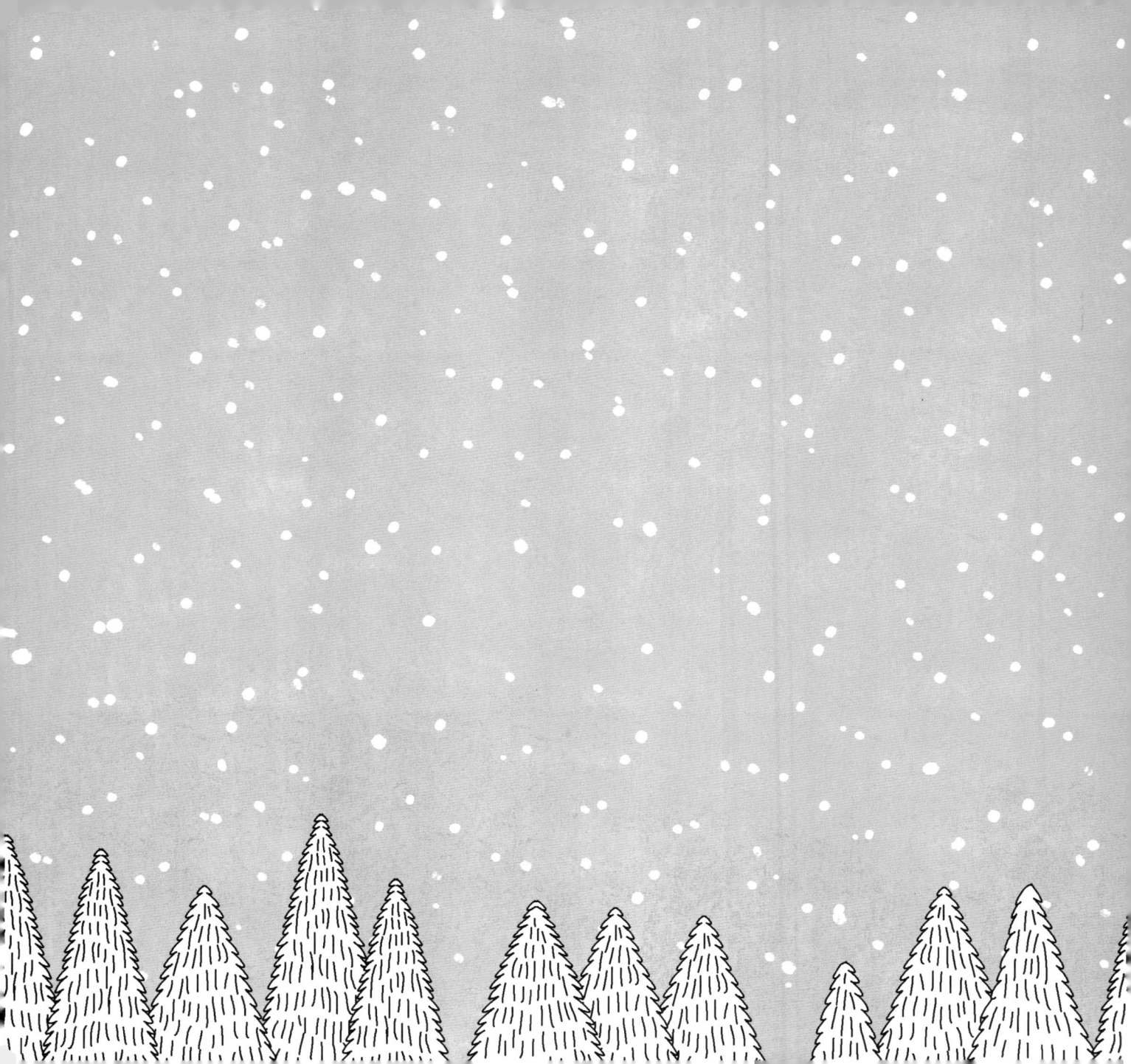

작은 눈송이들이
　　숲을 포근하게 덮었고

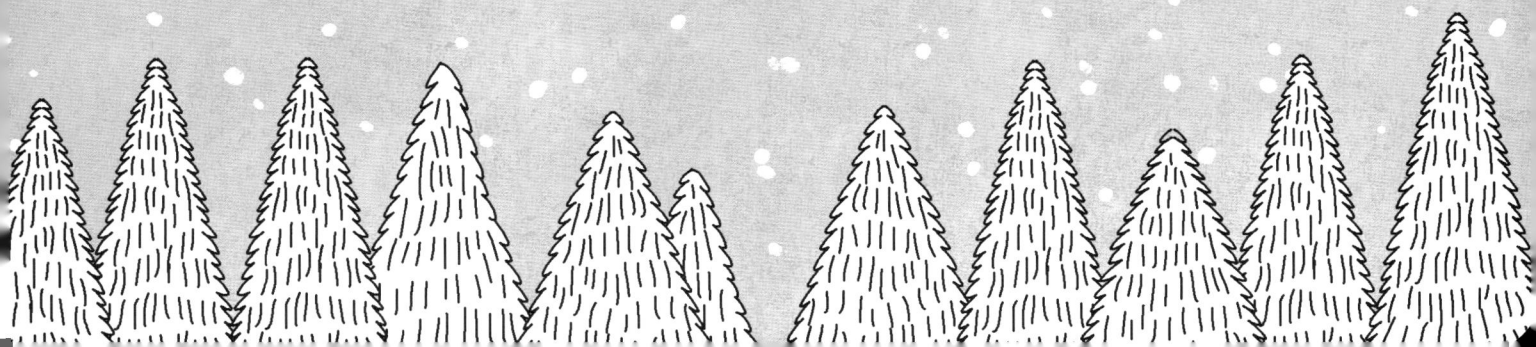

친구들과 가을에 모아 둔 보물로 작은 선물을 만들었어요.

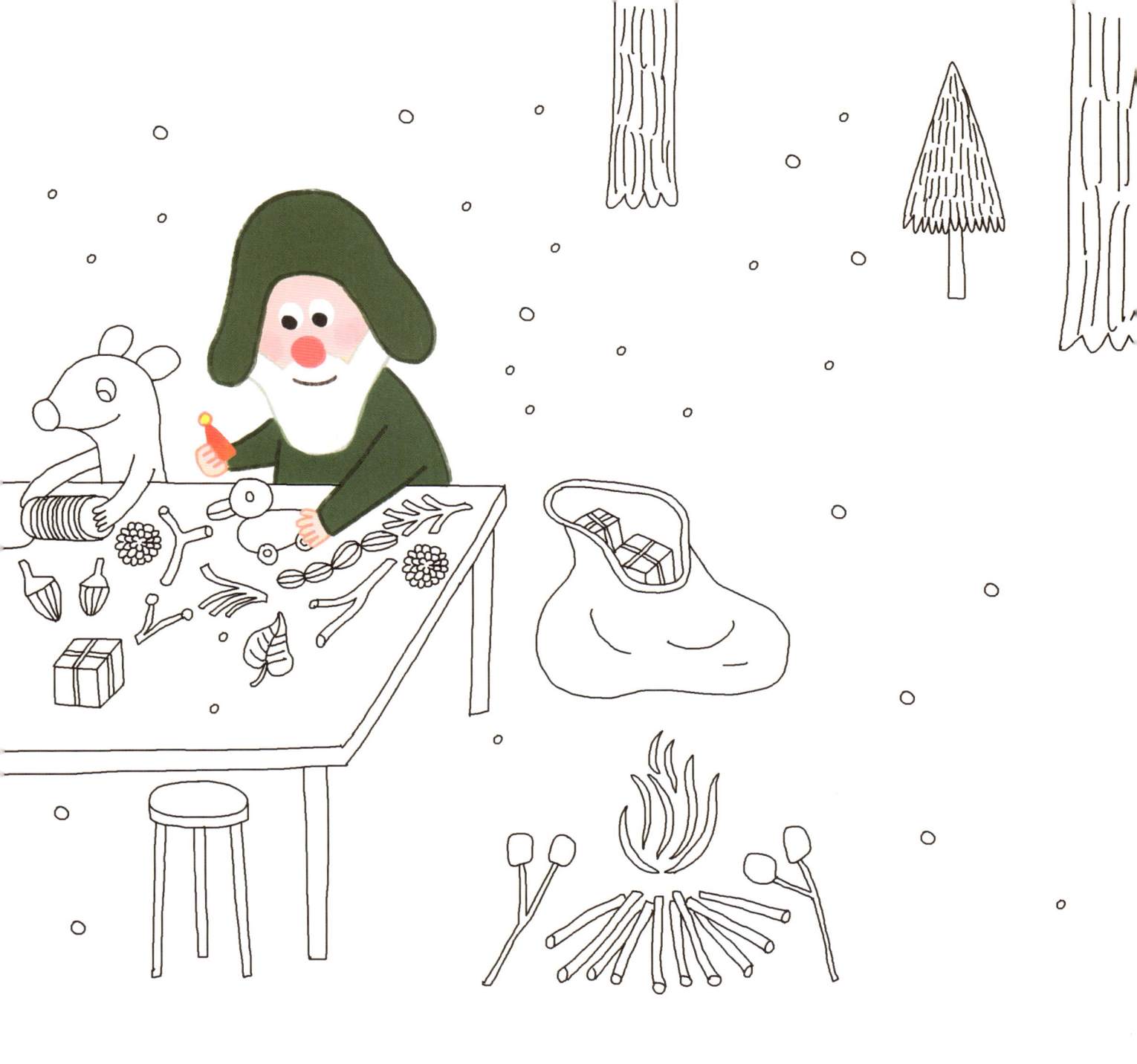

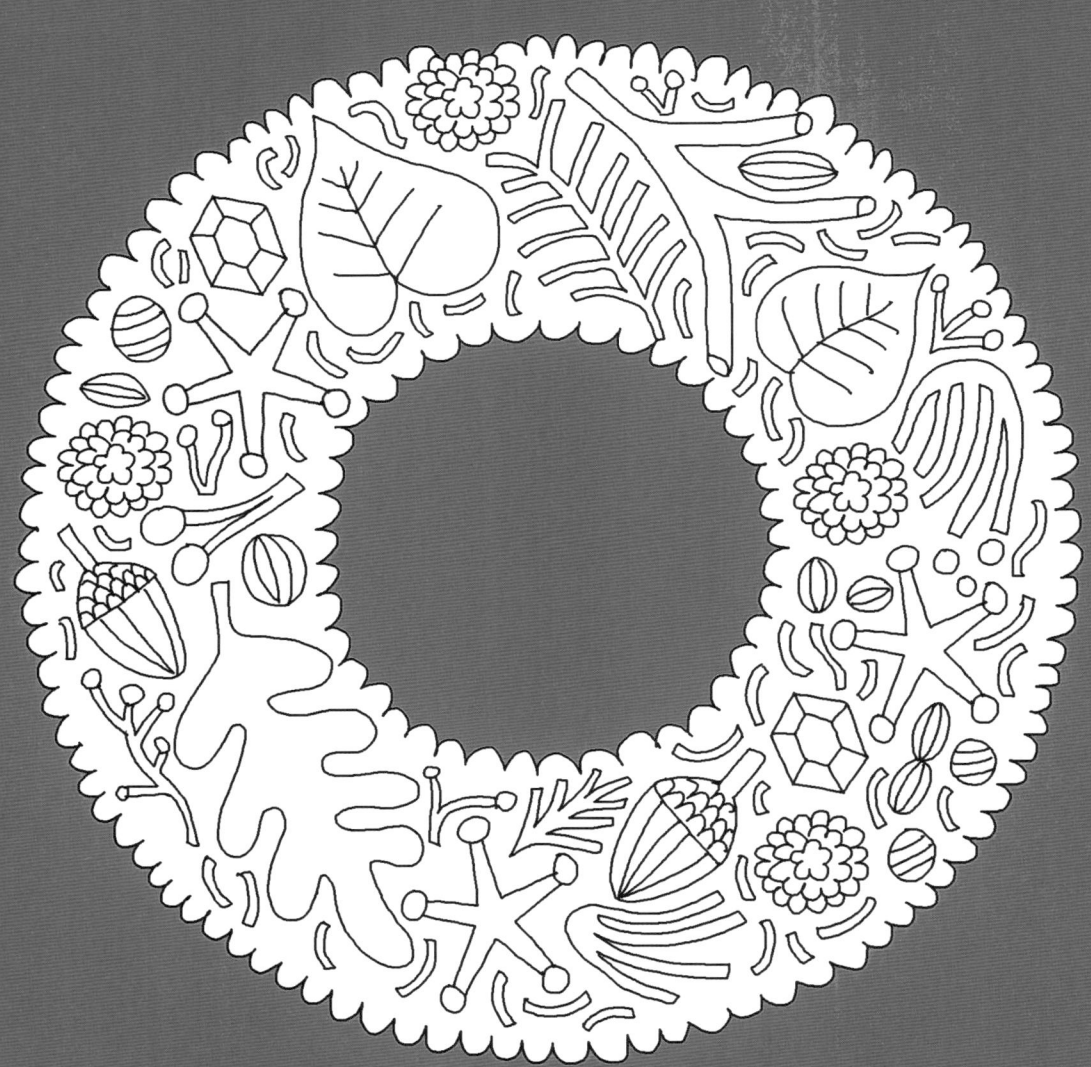

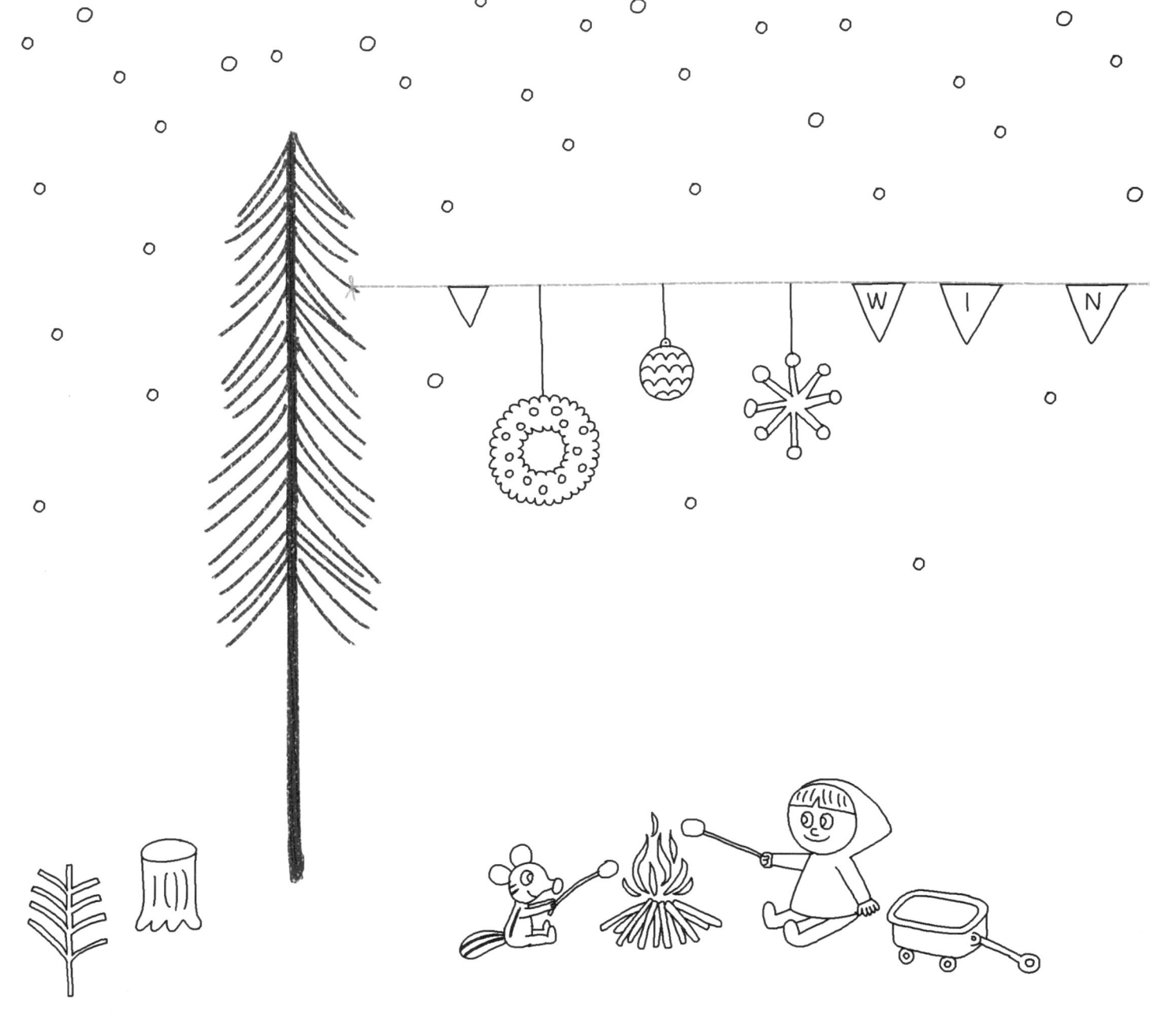

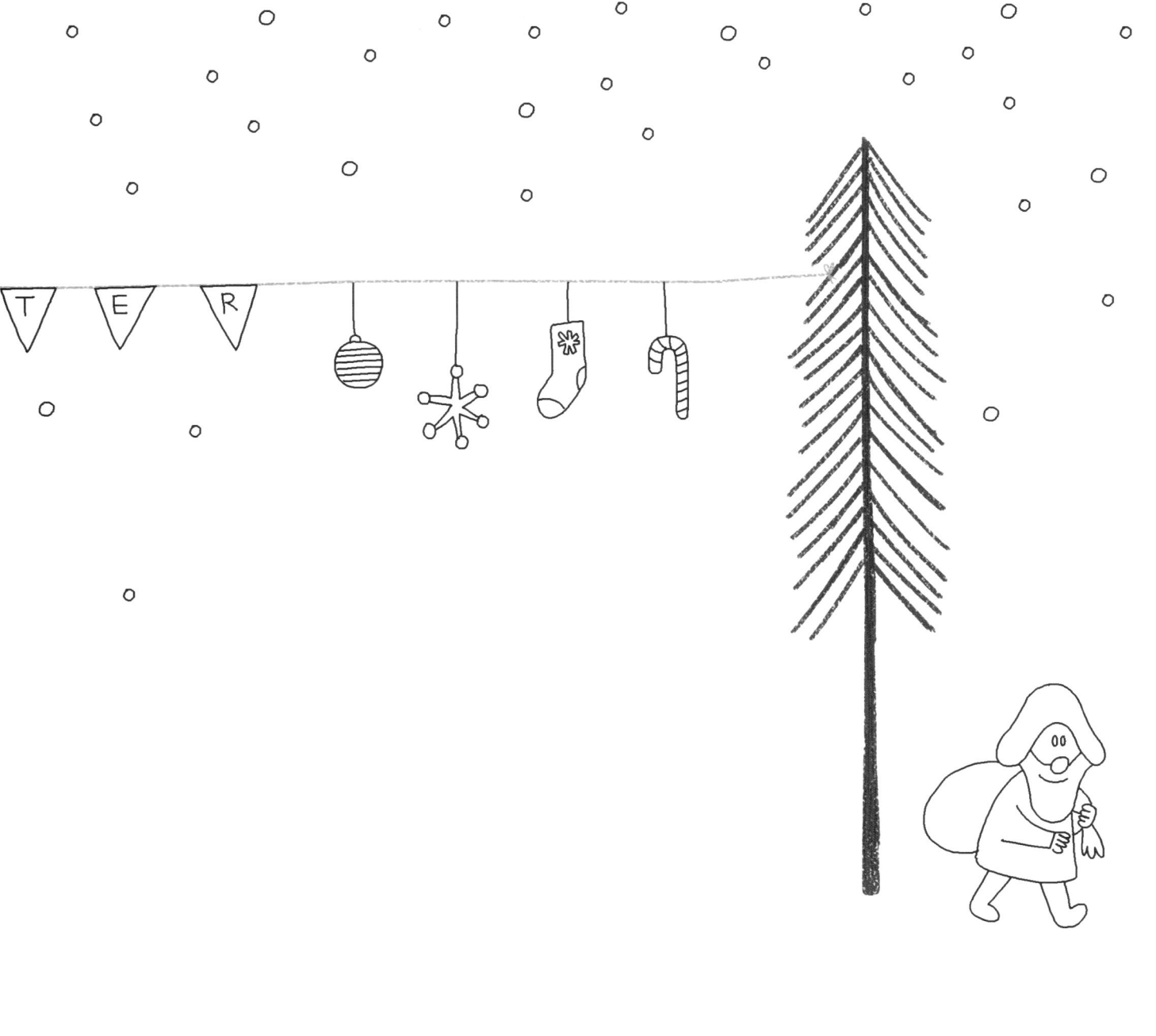

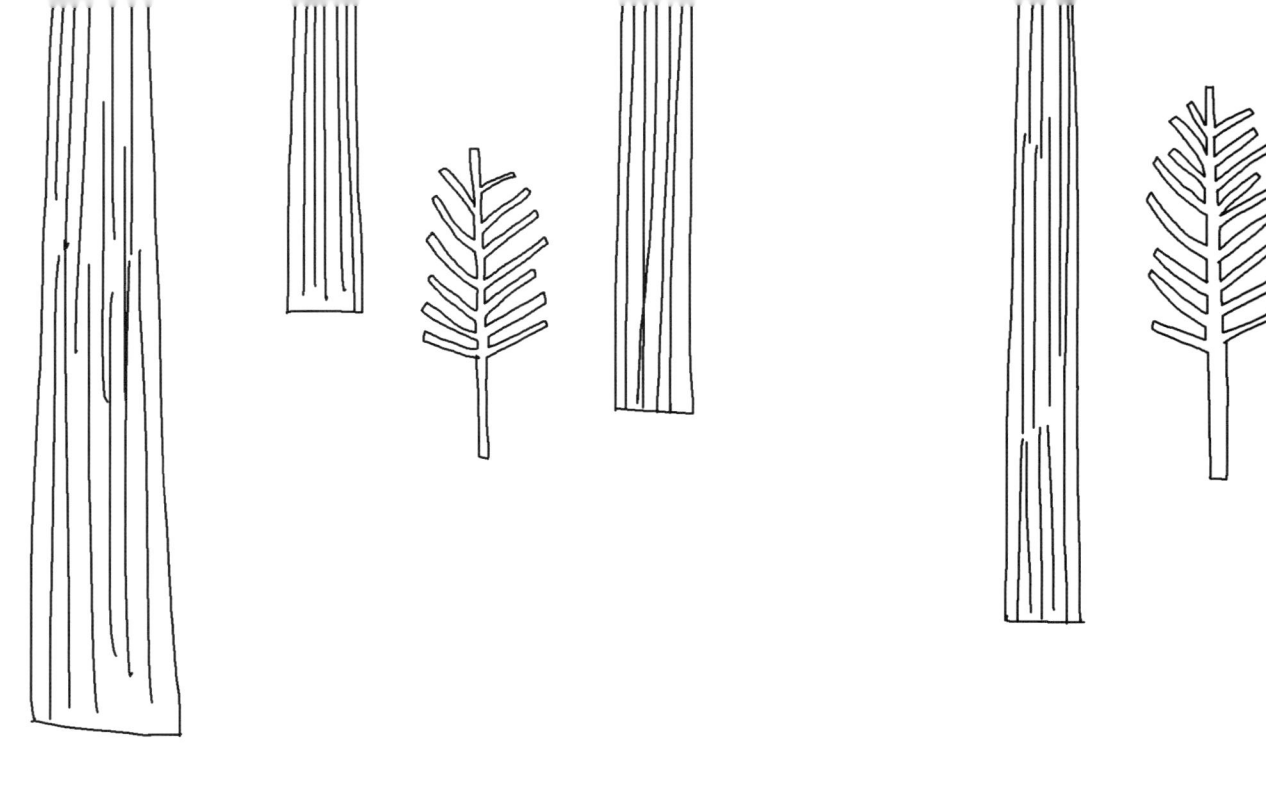

이제 우리에게

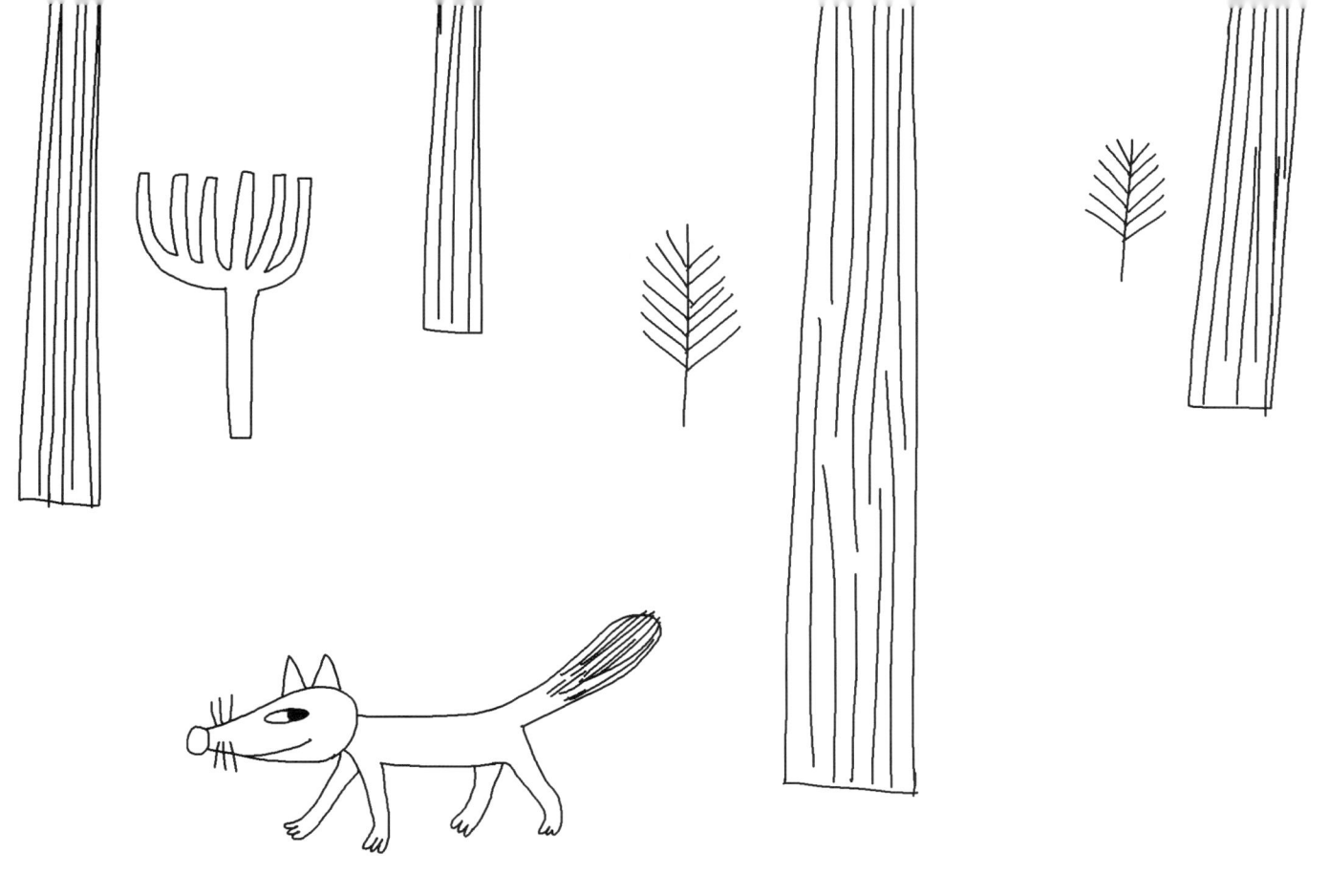

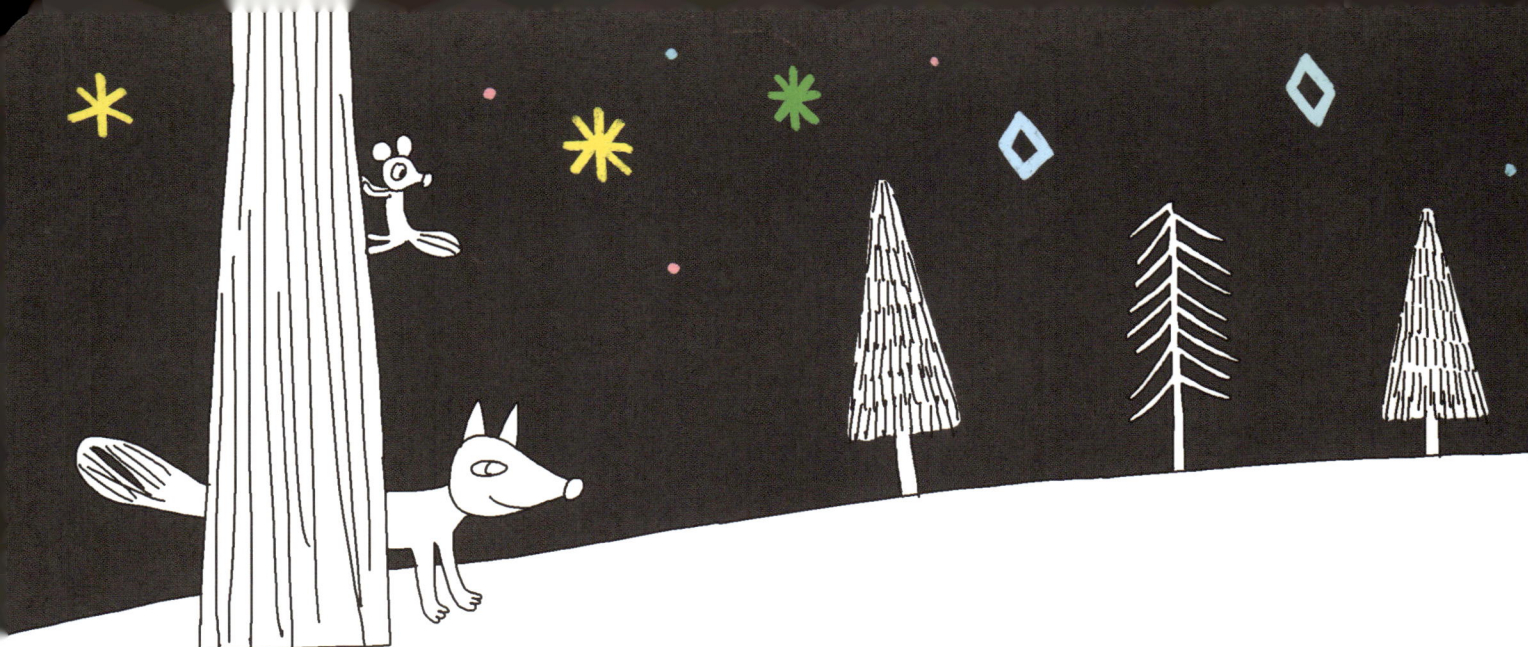

어떤 봄이 찾아올까요?

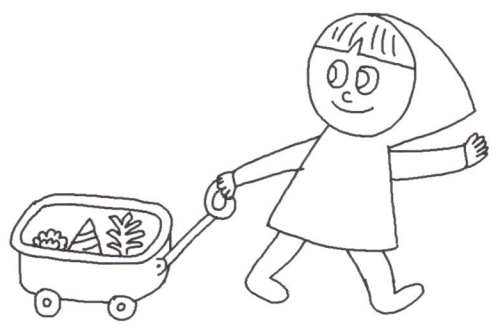

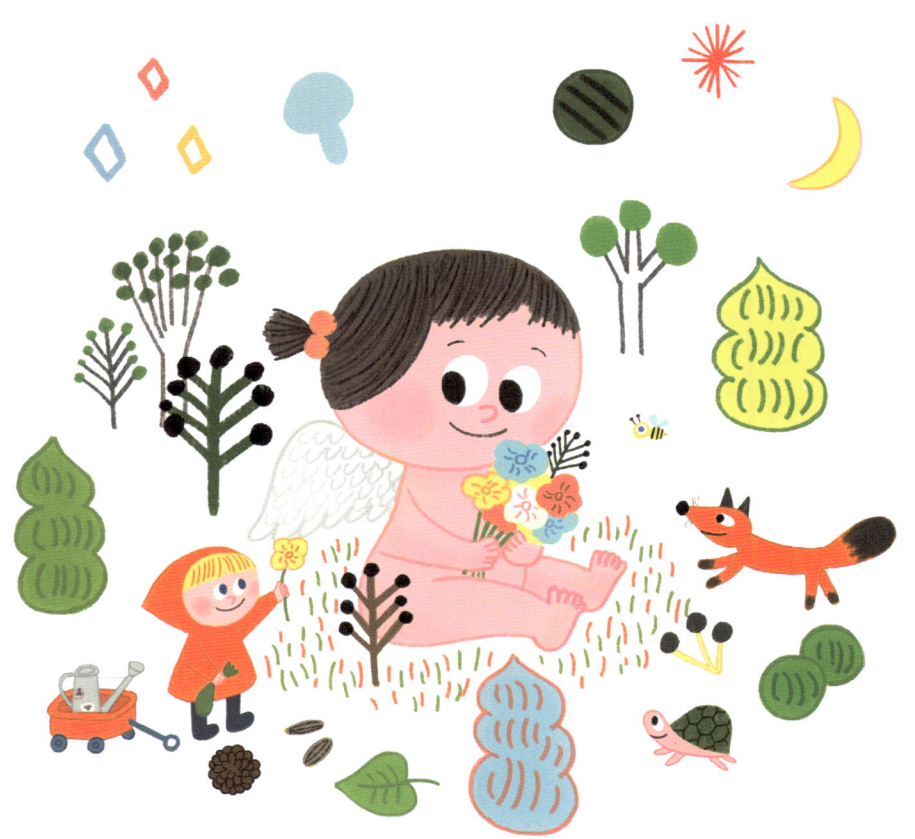

곧 만나게 될 ....에게

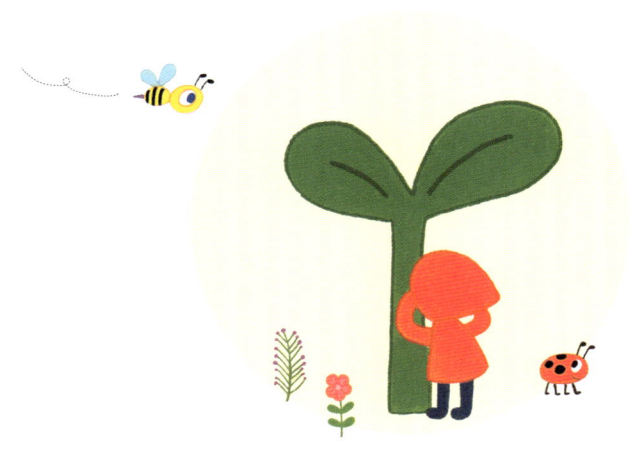